カラー写真でみる

実践スポーツ障害のみかた
上肢・体幹編

触診からのアプローチ

武田康志・竹内義享
上村英記・堀口忠弘 著

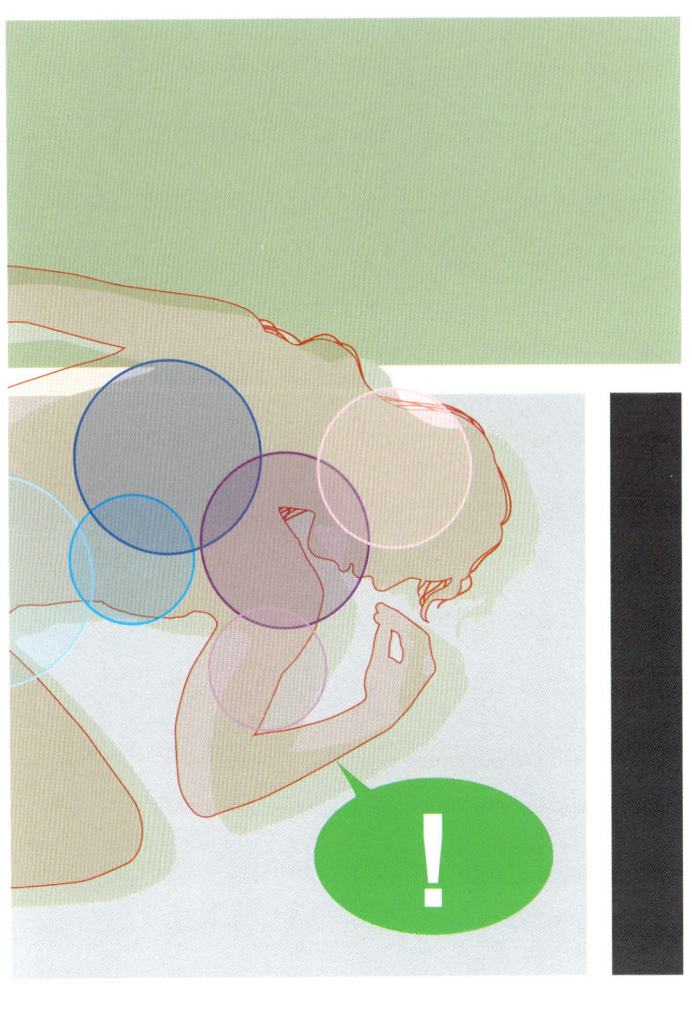

医歯薬出版株式会社

執筆者一覧

武田　康志	（たけだ　やすし）	武田スポーツ整形外科クリニック院長
竹内　義享	（たけうち　よしたか）	明治国際医療大学保健医療学部教授
上村　英記	（かみむら　ひでき）	明治国際医療大学保健医療学部助教
堀口　忠弘	（ほりぐち　ただひろ）	堺整形外科医院福岡スポーツクリニック

This book was originally published in Japanese under the title of:

JISSEN SUPOTSUSYOUGAI no MIKATA

(Practical palpations for Sports injuries)

TAKEDA, Yasushi
　Takeda Orthopedics Sports Clinic

TAKEUCHI, Yoshitaka
　Professor,
　Meiji University of Integrative Medicine

KAMIMURA, Hideki
　Meiji University of Integrative Medicine

HORIGUCHI, Tadahiro
　Sakai Orthopedics Clinic Fukuoka sports clinic

Ⓒ 2011　1st ed.

ISHIYAKU PUBLISHERS, INC.
　7-10, Honkomagome 1 chome, Bunkyo-ku,
　Tokyo 113-8612, Japan

序　文

　本書は，既刊『カラー写真で学ぶ　実践スポーツ障害のみかた　下肢編』の続刊であり上肢・体幹のスポーツ障害への入門書である．

　通常，スポーツ障害というと，動きの激しい，また荷重による負荷の影響を受けやすい下肢がその対象となりがちである．しかし，上肢・体幹においても成長期に見逃すことのできない疾患が多く存在する．また，上肢は下肢と異なって非荷重関節であるため，病態の進行に気づく機会が少なく，したがって，重篤なレベルに至るまで受診が控えられるケースも多いと思われる．臨床家は，日常のわずかなサインについても見逃すことなく慎重な対応が求められる．

　本書『上肢・体幹編』は，『下肢編』と同様，解剖学的部位を示すとともに，その部位に特有な疾患について症例を示し，豊富な画像を提示しながら解説を行っている．臨床上，珍しい疾患も一部含まれているが，鑑別する上で重要な症例である．症例は上肢・体幹の部位ごとに示し，目で楽しみながらその解剖から臨床まで自然と頭に入るように工夫している．是非とも，本書を熟読されまして，スポーツ障害に対する理解を深めていただければ幸いである．

　最後に，本書作成にあたって，全面的なご協力をいただきました堺整骨院総院長の堺正孝先生をはじめ，堺整形外科医院福岡スポーツクリニック診療放射線技師中上晃一先生，画像のCG作成には本学教員の田口大輔講師，写真のモデルには本学学生の井上友希さんと杉山陽子さん，さらに，医歯薬出版の竹内大様に多大なるご協力を頂きましたこと，この場をお借りしまして心より感謝申し上げます．

　　　　　　　　　　　　　　　　　　　　　　　　　　　　　明治国際医療大学保健医療学部
　　　　　　　　　　　　　　　　　　　　　　　　　　　　　　　　　　竹　内　義　享

本書の用い方

1. 本書は，体表上から触診可能な部位を中心とした疾患名を紹介している（●色；触診の有効な疾患）が，それ以外に，"●色；触診しにくい疾患"と，"●色；触診できない疾患"を必要に応じて追加，さらに，"●色；注意すべき疾患"を設けてより鑑別しやすいようにした．"●色；触診しにくい疾患"と，"●色；触診できない疾患"，および"●色；注意すべき疾患"は，該当する部位の最後に挿入している．

2. 本書に用いられている画像（単純X線画像，MRI画像，CT画像など）をみる場合，画像には必ず，A-Pの文字を挿入している．これは，A (anterior) は前方，P (posterior) は後方を意味している．読影の際には，参考にしてください．

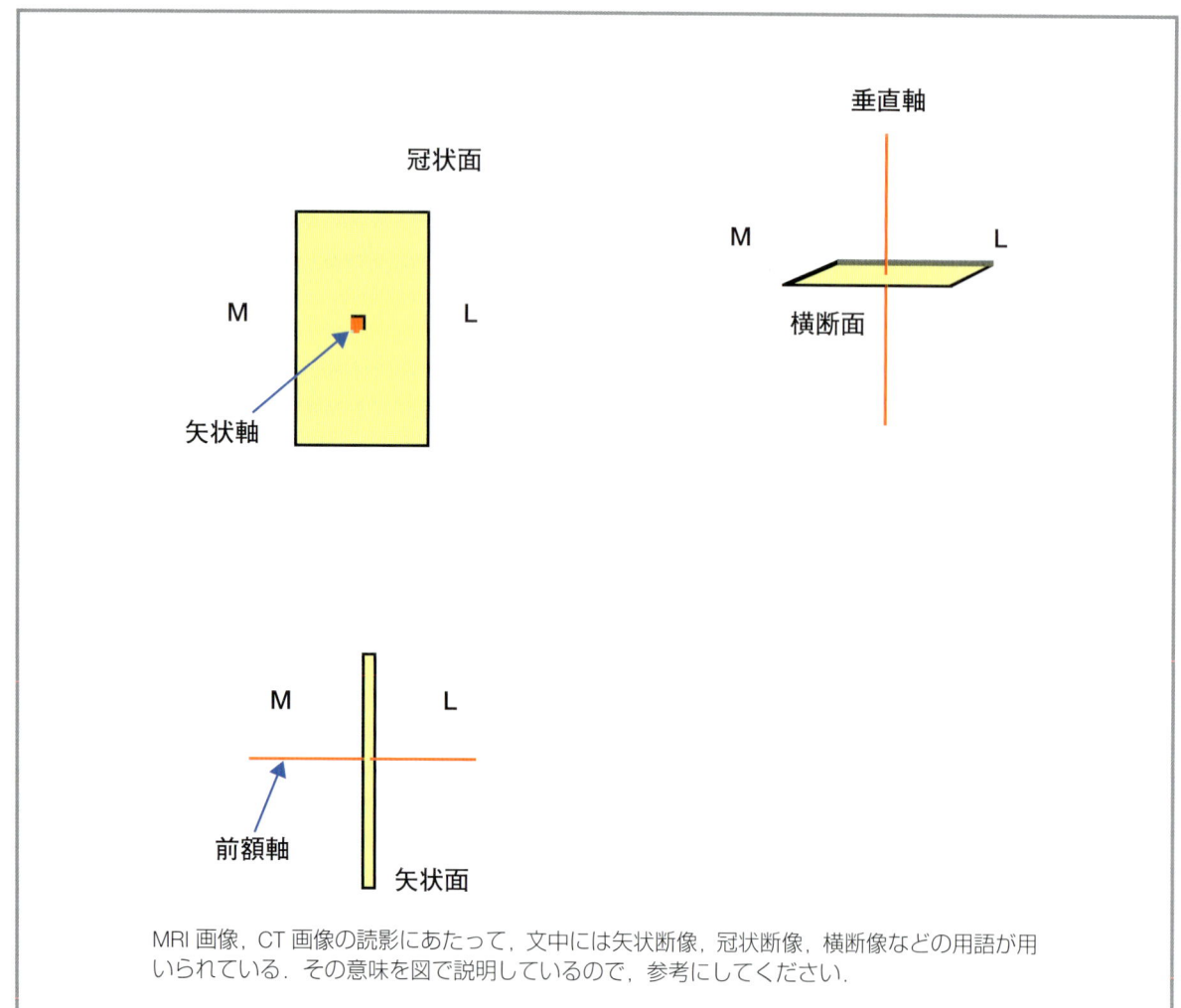

MRI画像，CT画像の読影にあたって，文中には矢状断像，冠状断像，横断像などの用語が用いられている．その意味を図で説明しているので，参考にしてください．

目　　次

序文 ……………………………… iii

実践スポーツ障害のみかた／上肢・体幹編

- ●触診の有効な疾患
- ●触診しにくい疾患
- ●触診できない疾患
- ●注意すべき疾患

はじめに …………………………………………………………………………………… 1

第1章　肩・上腕部 ……………………………………………………………………… 3
　1．烏口突起 ……………………………………………………………………………… 3
　　　●肩関節脱臼／4
　2．肩鎖関節 ……………………………………………………………………………… 8
　　　●肩鎖関節脱臼／9
　3．棘上筋腱 ……………………………………………………………………………… 12
　　　●棘上筋腱断裂／13　　●肩峰下インピンジメント症候群／14
　4．肩甲骨内側縁 ………………………………………………………………………… 16
　　　●長胸神経麻痺／17
　5．後方四角腔 …………………………………………………………………………… 18
　　　●腋窩神経損傷／19　　●ベネット病変／20
　6．棘上筋・棘下筋 ……………………………………………………………………… 21
　　　●肩甲上神経麻痺／23
　7．上腕二頭筋長頭腱 …………………………………………………………………… 25
　　　●上腕二頭筋長頭腱断裂／26　　●関節唇損傷（SLAP損傷）／28
　8．上腕骨近位骨端線（小児における） ……………………………………………… 30
　　　●上腕骨近位骨端線離開／31
　9．上腕骨骨幹部 ………………………………………………………………………… 33
　　　●上腕骨骨折（投球骨折）／34　　●橈骨神経麻痺／35

第2章　肘・前腕部 ……………………………………………………………………… 37
　1．上腕骨外側上顆 ……………………………………………………………………… 37
　　　●上腕骨外側上顆炎／38
　2．腕橈関節 ……………………………………………………………………………… 40
　　　●離断性骨軟骨炎（野球肘外側型）／41

3．上腕骨内側上顆 …………………………………………………………45
　　●野球肘（内側型）／46
4．尺側側副靭帯（前斜走線維）…………………………………………48
　　●尺側側副靭帯損傷／49
5．尺骨神経 ……………………………………………………………50
　　●尺骨神経炎／51
6．肘　頭 ………………………………………………………………53
　　●野球肘（後方型）（肘頭疲労骨折，肘頭骨端線離開）／54
　　●肘頭滑液包炎／55
7．ヒューター線・ヒューター三角 ………………………………………56
　　●肘関節後方脱臼／57
8．尺骨骨幹部 ……………………………………………………………59
　　●尺骨疲労骨折（中央部）／60

第3章　手・指部 …………………………………………………………63

1．橈骨遠位端部 …………………………………………………………63
　　●橈骨遠位端骨折／64　　●交叉性腱鞘炎／66
2．遠位橈尺関節 …………………………………………………………67
　　●遠位橈尺関節脱臼／68
3．尺骨茎状突起 …………………………………………………………69
　　●TFCC 損傷／70
4．尺側手根伸筋腱 ………………………………………………………72
　　●尺側手根伸筋腱鞘炎・脱臼／73
5．指伸筋腱 ………………………………………………………………74
　　●指伸筋腱脱臼／75
6．スナッフボックス ……………………………………………………76
　　●舟状骨骨折／77　　●プライザー病／79
　　●キーンベック病／79
7．有鈎骨鈎 ………………………………………………………………81
　　●有鈎骨鈎骨折／82
8．第1指MP関節 ………………………………………………………84
　　●第1指MP関節損傷／85
9．中手骨 …………………………………………………………………87
　　●中手骨骨折（ファイター骨折）／88
10．手指IP関節 …………………………………………………………90
　　●PIP関節側副靭帯損傷／91　　●PIP関節脱臼／92
11．指節骨 …………………………………………………………………94
　　●マレットフィンガー／95　　●中節骨基部剥離骨折／98

第4章　胸郭・脊柱 ……99
1．大鎖骨上窩 ……99
●第1肋骨疲労骨折／100
2．肋　骨 ……101
●肋骨骨折／102
3．椎間板 ……104
●腰椎椎間板ヘルニア／104　　●バーナー症候群／107
4．第4・5腰椎棘突起 ……108
●腰椎分離症／109
5．腰椎横突起 ……111
●腰椎横突起骨折／111
6．腹直筋 ……113
●腹直筋肉離れ／114

付．画像所見の活用方法 ……115

索　引 ……121

はじめに

　本書はスポーツ障害を理解するための入門書であり，『下肢編』同様，多くの写真や画像を用いることで，誰もがスポーツ障害をより深く理解できるように工夫している．疾患には一部特殊なものもあるが，日常よく目にするものを選定し，障害部位を骨模型で確認した後に，体表上の触診法を理解できるようにした．その後，疾患名とその主な発生要因，代表的な症例を示し，初心者でも，理解が容易にできるよう心がけた．

　また，"臨床の鍵"，"参照事項"のコラムにおいて，臨床において役立つ知識・注意点，さらに見落としやすい事項を示した．

　上肢・体幹のスポーツ障害は，特に過使用（over use）が主たる原因となっている．過使用からくる過剰な負荷は，骨の突出部や筋の停止部，あるいは剪断力が加わりやすい部位，さらには骨性衝突をきたしやすい部位など，解剖学的に偏った部位に集中するものと考えられる．これらの部位を理解し，さらに詳細，かつ専門的に学ぶことで，障害の意義を深く探究することができると信じている．

　スポーツ障害を学びたい方，臨床の場で再度確認したい方，総合的に知識の整理をしたい方のために，その目的を十分果たせるように構成している．

　本書を手にし，活用して頂ければ望外の喜びである．

第1章 肩・上腕部

1 烏口突起

要点

烏口突起は肩関節前方に位置する．鎖骨外側端の下方に烏口突起の先端を触知することができる．この部位には小胸筋，烏口腕筋，上腕二頭筋短頭などの筋肉のほか，烏口肩峰靭帯，烏口上腕靭帯，烏口鎖骨靭帯が付着する．

烏口突起には筋肉群や靭帯群が付着し，肩関節や鎖骨の動きをコントロールする役割を担うために炎症を生じやすい部分となる．

骨指標と触診法

■ 骨指標

- 烏口突起の位置を示す．
- 鎖骨外側端から約 2 cm 下方に骨の突起を触知できる．

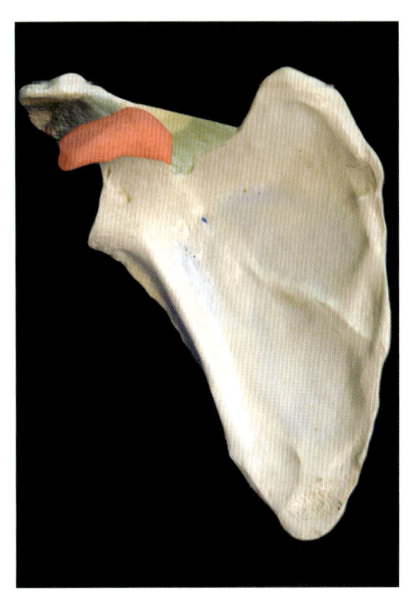

■ 触診法

- 座位（または立位）での烏口突起の位置を示す．

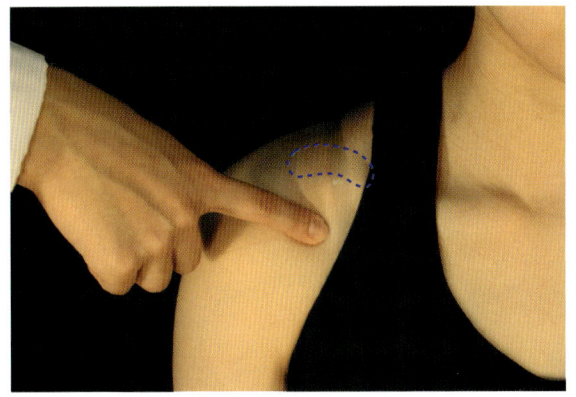

1. 烏口突起

方法1

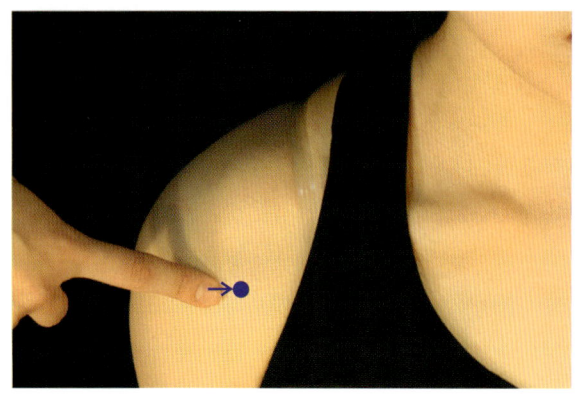

① 結節間溝から内方に約1横指のところに骨突起を触れる（三角胸筋溝の陥凹）．

方法2

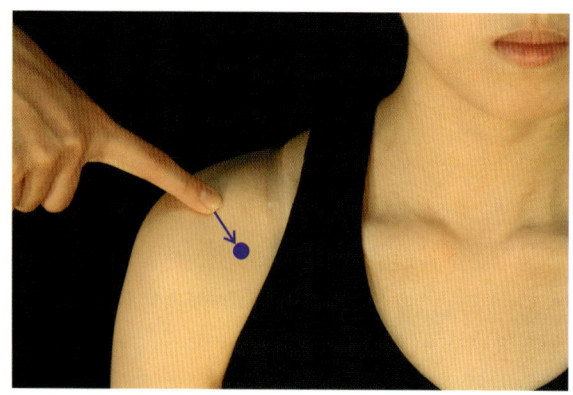

① 鎖骨外側端の下方約2 cmのところに骨突起を触れる．

肩関節脱臼

■ 発生要因

　肩関節は全関節の中で最も可動範囲の広い関節であり，脱臼の多く発生する関節である．大きな可動域を確保できるメリットがある反面，不安定というデメリットがある．

　肩関節脱臼の発生機序は，転倒や接触プレーにより肩関節外転，外旋が強制された場合であり，前方脱臼を生じるケースが多い．さらに若年者で反復性の脱臼に移行することが多い．その割合は，20歳以下では33％，20〜30歳で25％，30〜40歳で10％と報告されている[1]．

1．烏口突起

| 症例 | 17歳　女性　右肩関節脱臼　バスケットボール |

　バスケットボール中，右肩関節に外転，外旋を強制されて受傷する．三角筋の膨隆は消失していた．X線画像にて明らかな前方脱臼を認めた（図1）ため，徒手整復を行った．腋窩神経損傷の症状は認めなかった．2年前にも脱臼を経験している．

　後日，MRI検査でヒルサックス損傷（Hill-Sachs lesion）（図2），さらに正面像で関節下方に関節包が弛緩している所見を認めた（図3）．

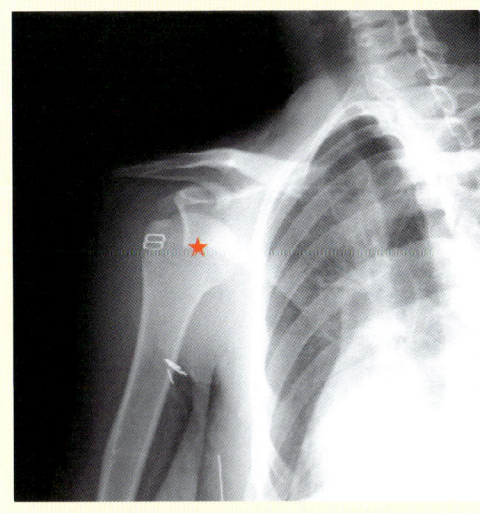
患側：右肩関節の骨頭が前下方に転位している（★）．

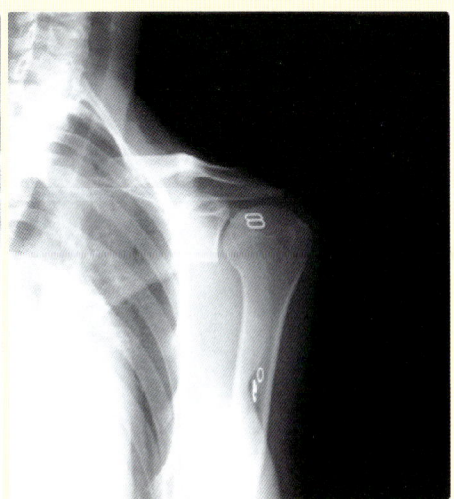
健側

● 図1　右肩関節脱臼の単純X線画像

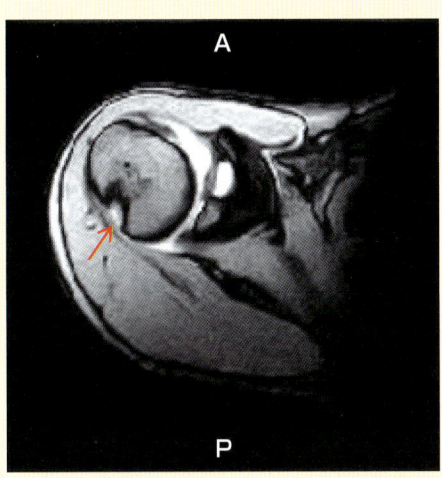

● 図2　整復から数日後のMRI画像；T2強調画像（横断像）
　矢印の部分に骨欠損を認めたため，ヒルサックス損傷と判断した．

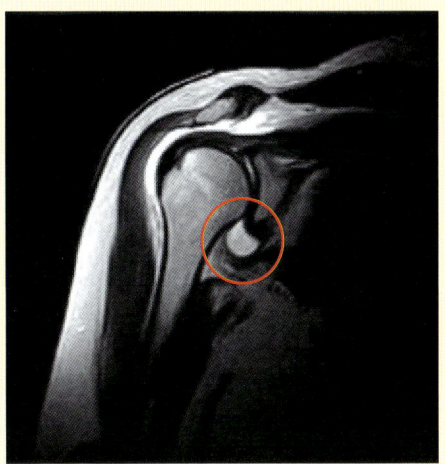

● 図3　整復から数日後のMRI画像；T2強調画像
　関節包下部に脱臼による関節包の緩みが示唆された（○印）．

1. 烏口突起

> **臨床の鍵**
> - 肩関節に外転，外旋位を強制され，"ガクッとはずれたような気がした"と，亜脱臼症状を訴えて受診されることも多い．
> - 外観上，肩峰突出と三角筋の膨隆消失を確認できる（図1）．
> - 脱臼経験者に用いる評価法として，前方不安定性テスト（Ant. Apprehension test）が有効であり，肩関節がはずれそうになるという恐怖感を再現できる．
> - 受診の際は，脱臼歴を確認しておく．
> - 全身弛緩性（GJL：general joint laxity）の有無を確認する（有する場合，脱臼を生じやすい）．
> - 単純X線画像では明らかな脱臼所見がなくても，MRIにてバンカート損傷（Bankart lesion, 図2），ヒルサックス損傷（図3）があれば脱臼したと考える．
> - 肩甲骨関節面前方の骨性の剥離骨折（bony Bankart lesion）は手術適応を考慮する上で重要なポイントとなる．

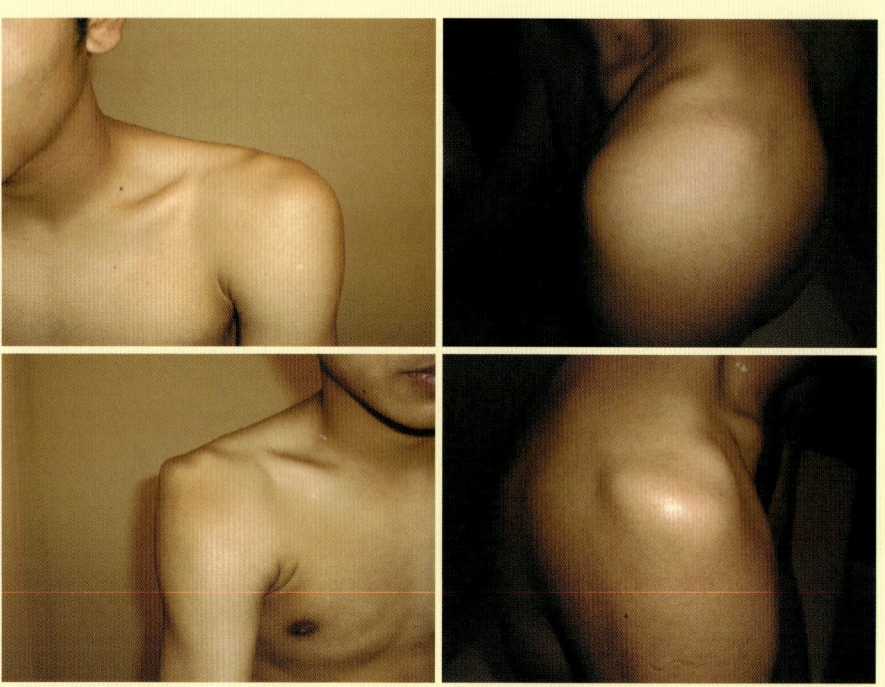

● 図1　肩関節前方脱臼時の外観　右肩関節　17歳　男性
肩峰が突出し，三角筋の膨隆が消失している（上段：健側，下段：患側）．

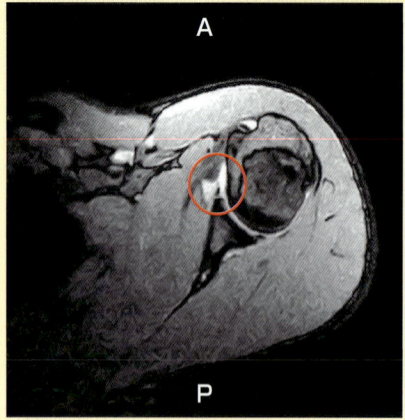

● 図2　バンカート損傷
前方で，関節唇が剥離している（○印）．

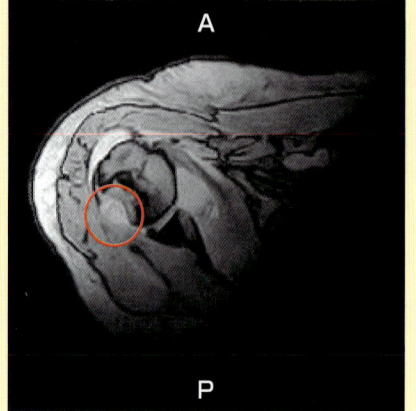

● 図3　ヒルサックス損傷
上腕骨後外側での骨挫傷をみる（○印）．

参照事項

脱臼後の固定肢位について

整復後の固定肢位については，従来の内旋位固定では関節唇を内側に転位させて損傷部位の安定性が得られにくい．そのため，外旋位固定が推奨されている（図）．肩関節の外旋位固定は，関節包や剥離した関節唇を肩甲骨頸部に密着させ，安定性を得ることができると報告されており[2]，再脱臼予防という観点からも推奨されている．

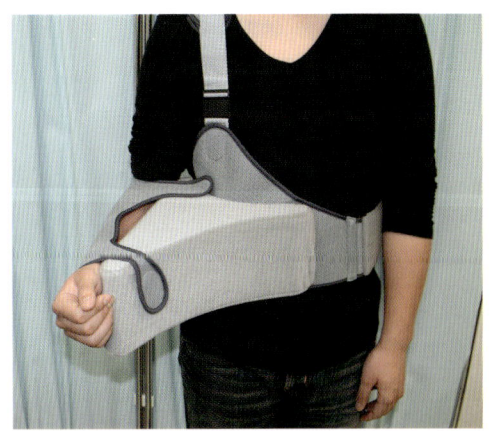

● 外旋位固定

文　献

1) Havelius L et al：Primary anterior dislocation of the shoulder in young patients；a ten-year prospective study. *J Bone Joint Surg*, 78-A：1677-1684, 1996.
2) Itoi E et al：Position of immobilization after dislocation of the glenohumeral joint；a study with use of magnetic resonance imaging. *J Bone Joint Surg*, 83-A：661-667, 2001.

第1章 肩・上腕部

2 肩鎖関節

> **要点**
>
> 　肩鎖関節は，肩峰と鎖骨外側端に位置する．肩鎖関節内には関節円板があり，解剖学的関節である．上肢の挙上による肩峰─鎖骨間の回旋運動や，上肢の緩衝，下垂時の支持をしている．
> 　臨床的には肩鎖関節脱臼が知られている．肩から転倒した際に肩鎖靭帯や烏口鎖骨靭帯の断裂が発生して鎖骨の上方転位をもたらす．

骨指標と触診法

■ 骨指標

- 肩鎖関節の位置を示す．右図は上方よりみたものである．
- 鎖骨外側端と肩峰間で触れる間隙である．
- 平面関節（多軸）であるが，その形状は平坦，やや凸状，凹状など様々である．

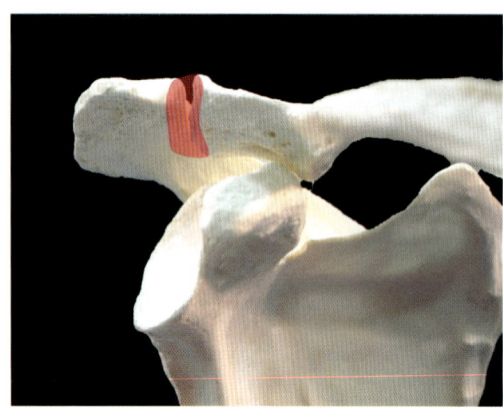
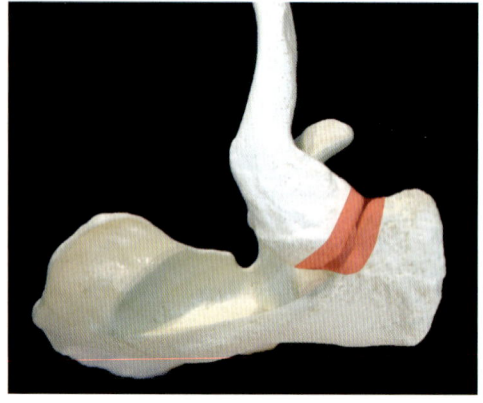

■ 触診法

- 座位または立位での肩鎖関節の位置を示す．

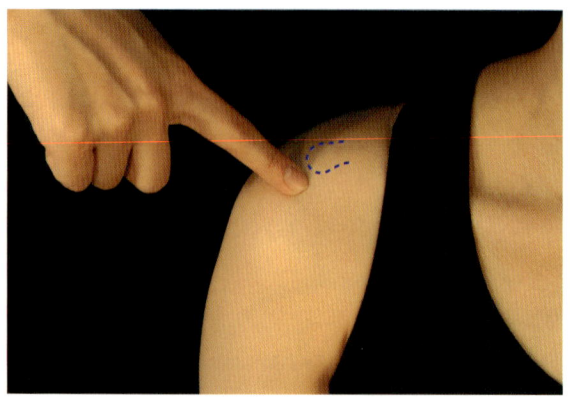

方法 1

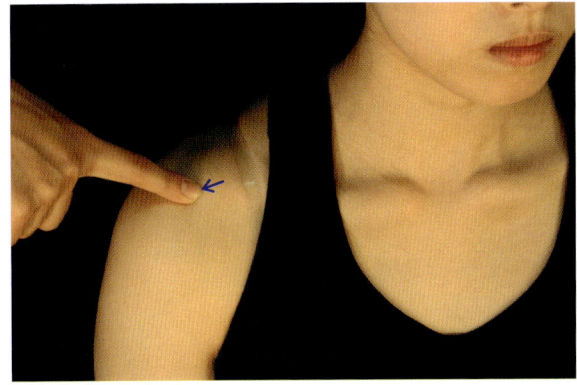

① 鎖骨外側端からさらに外方に指を進めると,肩峰—鎖骨間にわずかな隙間と段差を触知できる.

方法 2

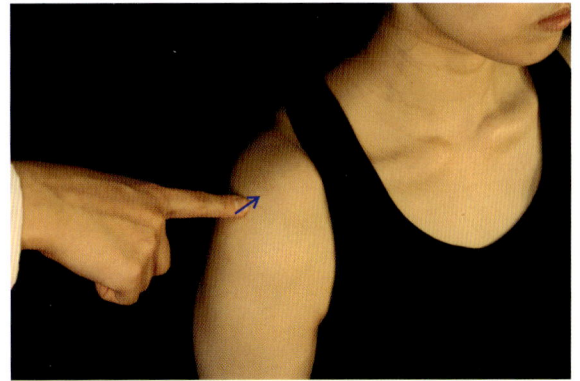

① 肩峰端から鎖骨外側端に向けて指を進めると鎖骨が上方に突き出ており,その手前で段差（関節裂隙）を触れる.
② 段差に指をおき,上肢を挙上すると肩峰—鎖骨間に回旋の動きを確認できる.

肩鎖関節脱臼

発生要因

症例のほとんどが柔道,ラグビー,サッカー等の転倒時に肩を強打して受傷している.

急性期は肩鎖関節部に腫脹と圧痛を認め,外観上,鎖骨外側端の上方突出がみられ,肩関節の挙上時には疼痛を訴える.ロックウッド（Rockwood）の分類では6型に分類され,タイプⅠ,Ⅱ,Ⅲは保存療法の適応とされている（図）.また,小児では偽性脱臼（pseudodislocation）があり,烏口鎖骨靭帯は損傷せずに鎖骨の骨膜が剥離して転位するため注意を要する.

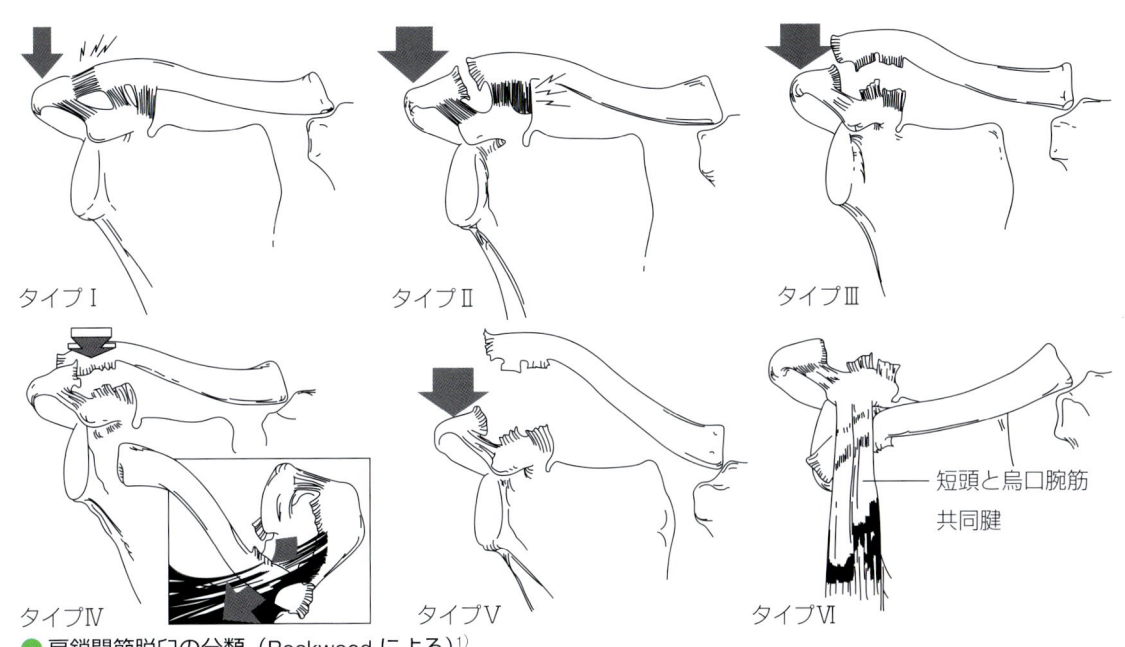

● 肩鎖関節脱臼の分類（Rockwoodによる）[1]

2．肩鎖関節

症例1　23歳　男性　左肩鎖関節脱臼　サッカー

　サッカー中に肩から落下し受傷する．左肩鎖関節部に鎖骨の突出を認め（図1），圧痛部位は肩鎖関節に限局して認めた．単純X線画像にて鎖骨の上方転位を確認できたため（図2），肩鎖関節脱臼と診断された．

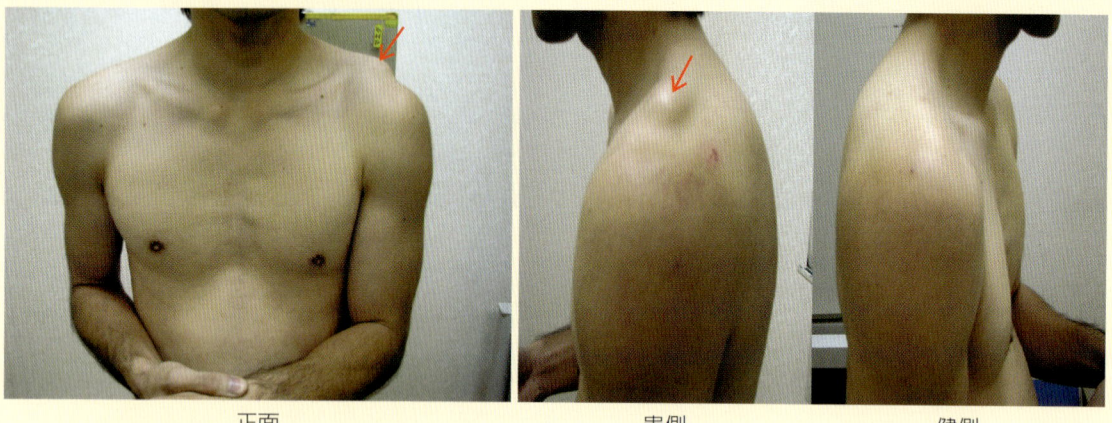

●図1　左肩鎖関節脱臼の外観
　患側上肢（左）を健側手で保持している．左肩鎖関節部（患側）において，鎖骨外側端の上方転位が明らかである．

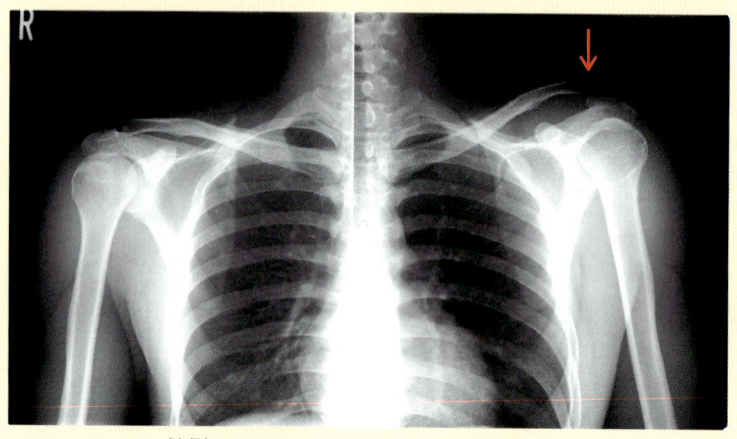

●図2　左肩鎖関節脱臼の単純X線画像（正面）
　左右の肩鎖関節を比較する．健側（左図）に比べて患側（右図）は鎖骨外側端が上方に突出している．

症例2　17歳　男性　左肩鎖関節脱臼　ラグビー

　試合中に肩から落下して受傷する．左肩鎖関節部で鎖骨外側端が上方に突出している．鎖骨を下方へ圧迫すると下がり，圧迫を緩めると再び鎖骨は上方に突出する徴候（ピアノキーサイン；piano key sign）がみられた．

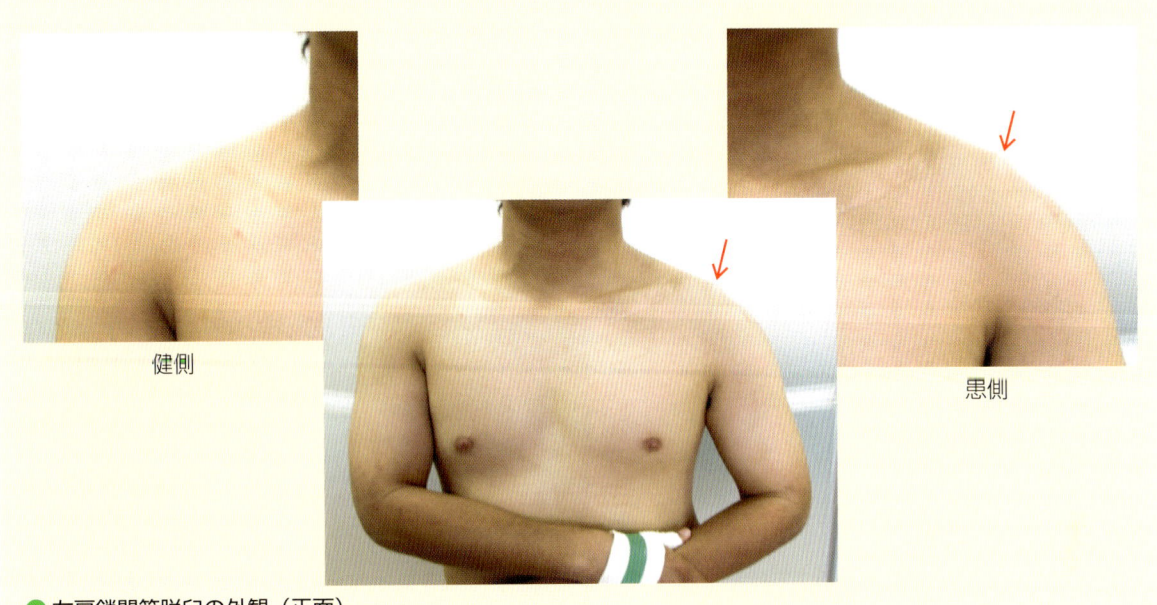

● 左肩鎖関節脱臼の外観（正面）
　左肩鎖関節部で鎖骨が上方に突出している．

臨床の鍵

- 多くは，肩から落下して受傷する．
- 肩鎖関節部に腫脹，圧痛を認める．
- 多くは疼痛による可動域制限を認める（挙上時の痛みによる）．
- 高度の場合，外観上，鎖骨外側端の上方突出が大きくなる．
- 鎖骨外側端を押し下げると整復されるが，離すともとに戻るピアノキーサイン（piano key sign）が認められれば重症に分類されることが多い．
- 損傷度の分類が重度になれば疼痛も強くなるのが一般的である．しかし，ロックウッド分類のタイプⅠやⅡでも疼痛の回復に長期を要する場合がある．こうした場合，肩鎖関節内の損傷による影響も考えられるため，関節内への注射治療などを施行することもある．
- 重症度の判定には単純X線検査を参考とするが，錘を持たせたストレス撮影が好ましい．
- 鑑別疾患として，鎖骨外側端骨折に注意する．

文　献

1) Rockwood, C. A.：Subluxations and dislocations about the shoulder. Fractures in adults. ed. by C. A. Rockwood et al., J. B. Lippincott Co., Philadelphia, 2nd Ed., vol. 1, pp. 869〜872, 1984.

第1章 肩・上腕部

3 棘上筋腱

要点

棘上筋腱は肩峰直下で触知できる．肩関節自然下垂位では肩峰によって触知範囲は限られるが，他動的伸展によって大結節（棘上筋腱付着部）が前方に移動するため触知可能となる．また，投球動作におけるコッキング後期（late cocking phase）の外旋時に，棘上筋腱が関節唇後縁で機械的に圧迫されることがあり，これをインターナルインピンジメント（関節内インピンジメント）と呼んでいる．

骨指標と触診法

■ 骨指標

- 棘上筋腱の位置を示す．
- 大結節上面を覆うように停止する．

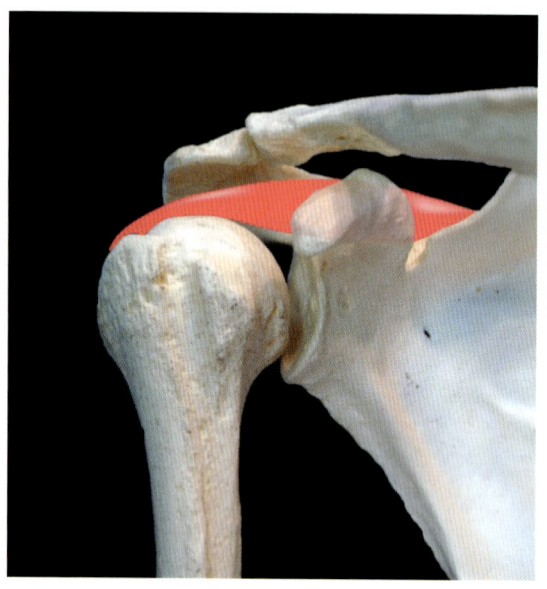

■ 触診法

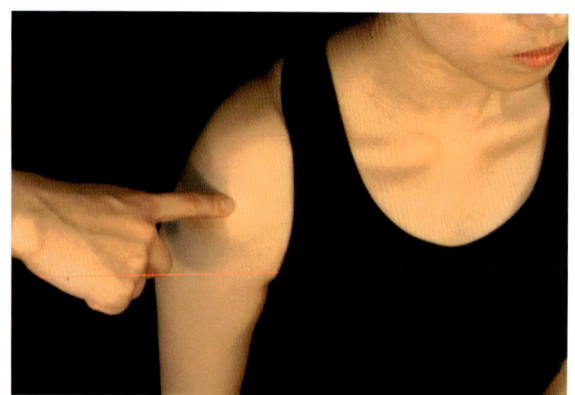

① 座位または立位で，腱板の位置を示す．

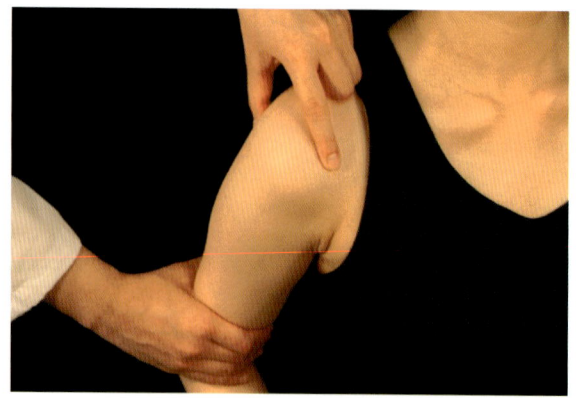

② 肩峰直下（前面）に指を当て，肩関節下垂位から他動的に伸展すると，大結節（棘上筋腱付着部）が前方に移動するため触知可能となる．

触診できない疾患

棘上筋腱断裂

■ 発生要因

　腱板は5層構造からなっており，全層が断裂している完全断裂と層が部分的に断裂している部分断裂とに分けられる．完全断裂とは肩峰下滑液包と肩関節腔が交通しているものをいい，断裂の大きさを示すものではない．通常，40歳以上の男性において微小外力で断裂することから，変性が主な要因に挙げられる．大結節付着部より1cm付近はクリティカル・ゾーン（critical zone）と呼ばれ，この部位は血行が乏しいために変性と断裂を生じやすい．若年者では投球動作などの繰り返しで断裂することがある．

症例　40歳　女性　棘上筋腱断裂　バレーボール

　2年前，バレーボール中に右肩関節に疼痛が出現する．最近では夜間痛が出現していると受診した．大結節部に圧痛があり，棘上筋テストによって疼痛が誘発され，明らかな外旋筋力の低下を認めた．MRI検査では棘上筋腱の完全断裂所見を認めた．

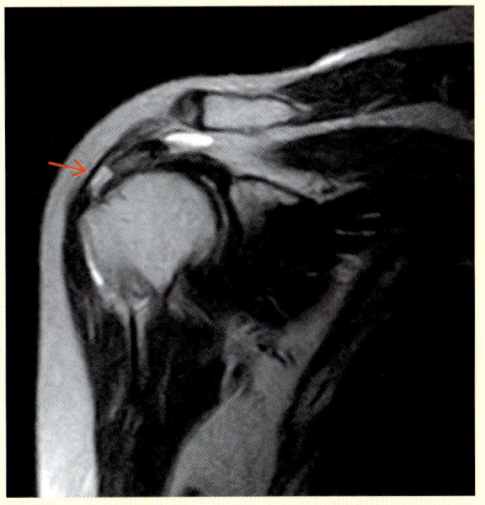

● 棘上筋腱断裂（MRI；T2*強調画像，冠状断像）
矢印で示した部分で棘上筋腱に異常信号が確認されることから，棘上筋腱の完全断裂が示唆される．

臨床の鍵

▶ 夜間痛の有無を確認する．
▶ 棘上筋の筋力低下，外旋筋力の低下，インピンジメント徴候のすべてが陽性であれば腱板断裂の可能性が98％といわれる[1]．
▶ 原因には，外傷性と変性によるものがある．
▶ また高齢者（70歳以上）では，無症状でも腱板断裂の割合が60％程度あるため，画像所見で断裂があっても機能障害が発生するとは限らないことを念頭におくべきである．

3．棘上筋腱

> **参照事項**
> 腱板損傷の分類
> ●完全断裂：肩峰下滑液包と肩関節腔が交通しているもの
> 　小断裂：長径 1 cm 未満
> 　中断裂：長径 1 cm 以上 3 cm 未満
> 　大断裂：長径 3 cm 以上 5 cm 未満
> 　広範囲断裂：長径 5 cm 以上
> ●不全断裂：腱板の層の一部が繋がっているもの
> 　滑液包面断裂（表層断裂）：肩峰下滑液包側に断裂がみられる．
> 　関節包面断裂（深層断裂）：関節包側に断裂がみられる．
> 　腱内断裂：腱の中に断裂がみられる．

触診できない疾患

肩峰下インピンジメント症候群

■ 発生要因

上腕骨大結節に停止する棘上筋腱が烏口肩峰アーチ間で圧迫されることを肩峰下インピンジメントと呼ぶ．肩峰の傾きや形態，また骨棘の有無によって症状の程度が異なる．

症例　32 歳　男性　肩峰下インピンジメント症候群　野球

投球動作時に疼痛が出現するとのことで受診される．何度か肩に痛みを経験しており，他動的屈曲時にゴリゴリ音を触知でき，インピンジメントテストが陽性であった．筋力に左右差はみられなかった．

MRI で肩峰下インピンジメントを示唆する所見として，棘上筋腱の信号変化や腱表面の不整が認められることがあるが，本症例ではみられなかった．

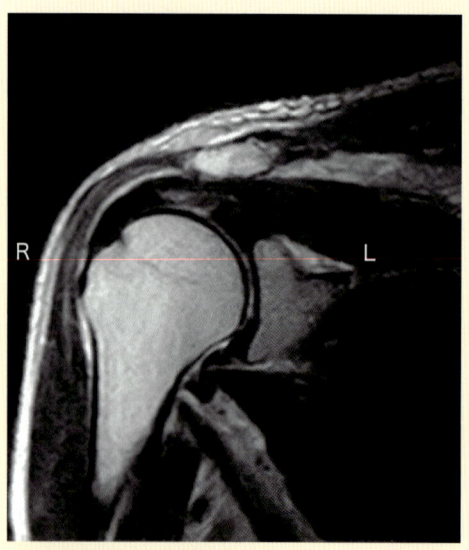

● MRI 画像 T2 強調画像
　肩関節冠状断．棘上筋腱の信号変化や腱表面の不整は認められない．

> **臨床の鍵**
> - 多くの症例では，ペインフルアークサイン（有痛弧徴候 painful arc sign）（＋），棘上筋テスト（＋），ホーキンステスト（＋）を確認できる．ただし，SLAP 損傷など他の肩関節疾患でも陽性になることがあり，注意が必要である．
> - 若年者では，過使用（over use）による腱板炎や肩峰下滑液包炎にみられ，中高年では肩峰の骨棘による障害が多い．
> - 肩を動かすと，音と同時に痛みを伴う．

> **参照事項**
>
> **ホーキンステスト（Hawkins test）**
>   肩関節 90°屈曲位，肘関節 90°屈曲位とし，肩甲骨を固定した状態で上腕を内旋させる．そのときに疼痛が誘発されれば陽性とする．
>
>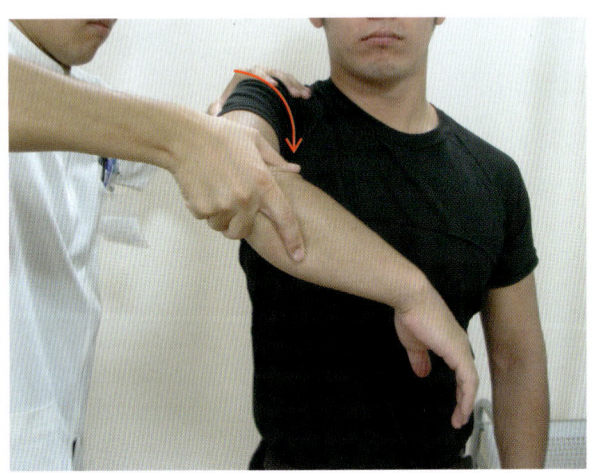
>
> ● ホーキンステスト

文　献

1) Murrell GAC, et al：Diagnosis of rotator cuff tears. *Lancet*, 357：769-770, 2001.

第1章　肩・上腕部

4　肩甲骨内側縁

要点

肩甲骨内側縁は，脊柱に沿って並走する細長い骨縁である．内側縁の背側で上1/3領域には肩甲挙筋，下2/3には大小菱形筋が停止し，前面には前鋸筋が停止する．いずれも肩甲骨を胸郭に引きつける作用を有している．特に，前鋸筋は肩甲骨を胸郭に引きつける作用が大きく，長胸神経麻痺はこの引きつけ作用を不可能とすることから，翼状肩甲（肩甲骨の内側縁が浮き上がる）を呈することになる．

骨指標と触診法

■ 骨指標

- 肩甲骨内側縁の位置を示す．
- 肩甲骨上角から下角に至る全長が内側縁である．
- 脊柱との位置関係は，脊柱の約5〜8cm外側で，第2胸椎棘突起から第7，8胸椎棘突起の高さで触知できる．

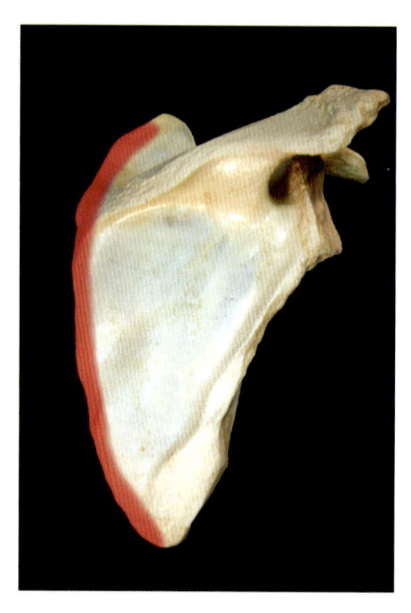

■ 触診法

- 座位または立位で，肩甲骨内側縁の位置を示す．

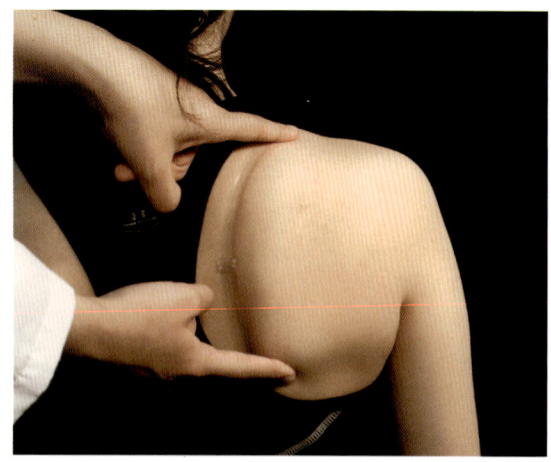

① 上角は第2胸椎棘突起，下角は第7，8胸椎棘突起の高さを目安とする．

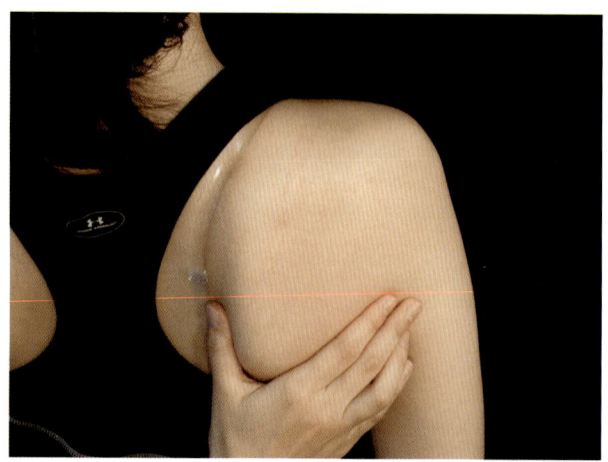

② 肩関節を他動的，あるいは自動的に伸展，内転，内旋（手背を腰に当てる肢位）すると，肩甲骨の内側縁が浮くため触れやすくなる．

触診しにくい疾患

長胸神経麻痺

■ 発生要因

　長胸神経は，C5〜T1神経由来であり，中斜角筋を貫いて前鋸筋を支配する．したがって，中斜角筋は神経絞扼部位となり，肩甲下部に鈍痛，疲労感を生じることがある．スポーツ等の激しい運動で摩擦性神経炎を起こして麻痺に至ると，前鋸筋麻痺が発生して翼状肩甲を呈する．翼状肩甲の観察には，腕立て伏せや壁を押す動作，あるいは上肢の前方挙上に抵抗を加える操作を行うとよい．

症例　31歳　女性　右長胸神経麻痺　バレーボール

　スポーツはバレーボール歴があり，以前から右背部に鈍痛，違和感を訴えていた．理学所見として，右肩関節の外転を行う際に肩甲骨の外転が認められず，完全な外転運動が不可能であった．また，壁押しテスト（wall push test）も陽性であった（図）．

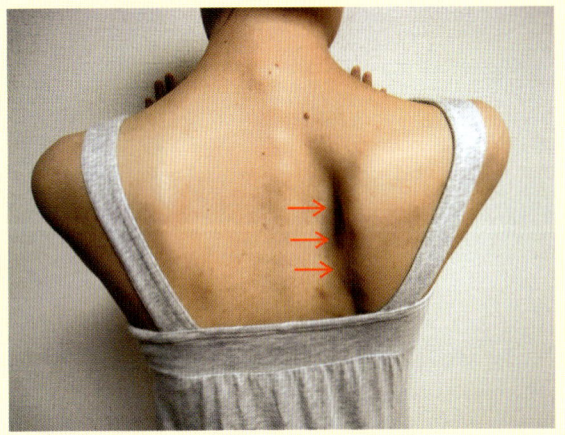

● 壁押しテスト
　右上肢を屈曲して壁を押すように指示すると，右肩甲骨は後方へ突出する（翼状肩甲）．

臨床の鍵

▶ アーチェリー，槍投げ，バレーボール，テニスなどのスポーツに発生する可能性がある．スポーツ歴，種目等について詳しく聴取する．
▶ 患側肩甲骨は挙上・内転するため，肩甲骨の位置を健側との比較で確認する．
▶ 壁押しテスト時に，肩甲骨の後方突出を確認する．

第1章 肩・上腕部

5 後方四角腔

要点

後方四角腔（QLS：quadri-lateral space）は，上方を肩関節包，外側を上腕骨頸部，内側を上腕三頭筋長頭，下方を大円筋で囲まれるスペースである（図中★）．腋窩・肩甲回旋・後上腕回旋動静脈，腋窩神経が走行する．臨床的には，肩関節挙上につれて後方四角腔は狭小化し，腋窩神経を絞扼するとされている．また，小円筋，大円筋，あるいは上腕三頭筋長頭腱の短縮，伸張性の低下，肥大による影響も考えられている．

骨指標と触診法

■ 骨指標

- 後方四角腔の位置を示す．
- 肩甲骨外側縁と上腕骨の内側縁間にあって，肩峰角の 40〜50 mm 下方に位置する．

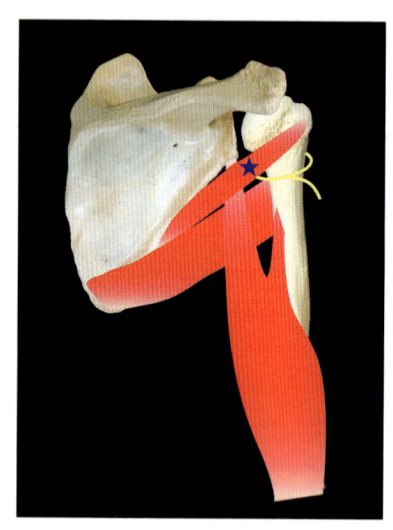

■ 触診法

- 座位または立位で，後方四角腔の位置を示す．

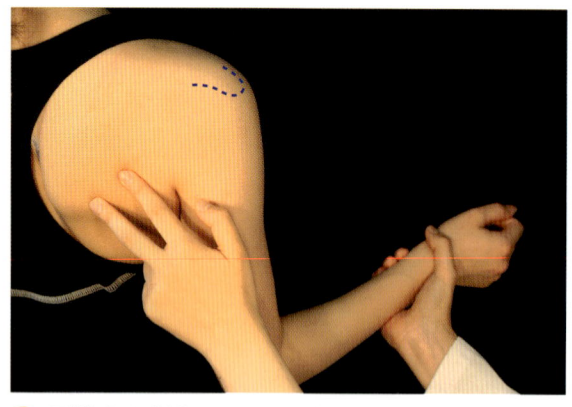

① 肩峰角を触知し，この直下で 40〜50 mm の領域に触れる．
② 小円筋（示指），大円筋（中指）を判別するには，肩関節を自動内・外旋すると鑑別が容易である．

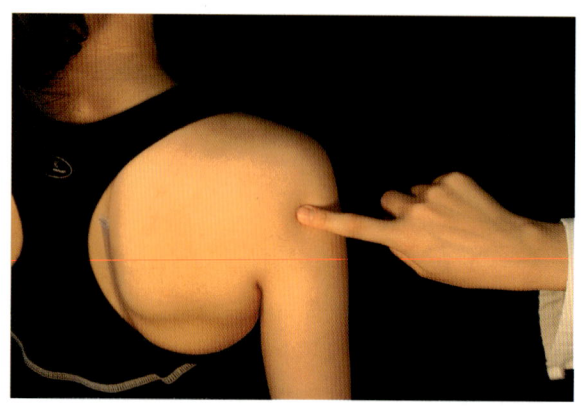

③ 後方四角腔（示指先端）はさらに上腕三頭筋腱によって二分されており，その内側部分を内側腋窩隙，外側部分を外側腋窩隙という．内側腋窩隙には肩甲回旋動静脈が，外側腋窩隙には後上腕回旋動静脈，腋窩神経が走行する．

触診できない疾患

腋窩神経損傷

■ 発生要因

　腋窩神経は腕神経叢の後神経束から分岐し，肩甲下筋前面を腋窩動脈の後方に位置して下行し，後方四角腔の間隙を通って後方に出る．したがって，後方から三角筋に分岐しており，臨床的には肩関節前方脱臼，上腕骨外科頸骨折時に腋窩神経損傷を合併することがある．

症例　20歳　男性　右腋窩神経麻痺　野球

　野球の試合中，転がったボールを捕球した際に右肩関節に脱臼様の症状を自覚したが，そのまま投球を行っていた．直後から疼痛が増悪し，痛みによる可動域制限と三角筋部の知覚異常（図1○部）が認められた．ちなみに，初回の脱臼は18歳であり，その後，反復性脱臼を繰り返していた．
　大学病院での精査の結果，下関節上腕靭帯―関節唇（IGHL-labrum）構成体に強い損傷を認めたため観血療法となった．図2は受傷後1カ月後のものであるが，右三角筋部に明らかな萎縮がみられる．

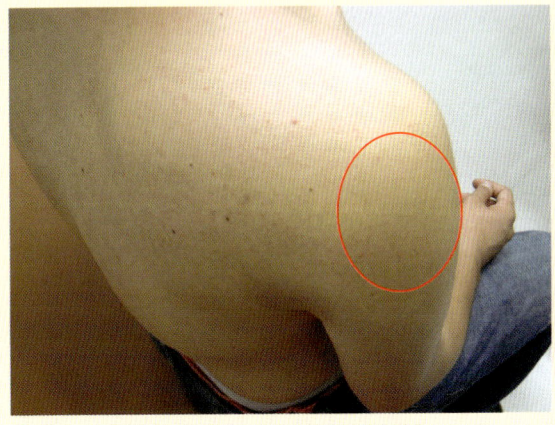

● 図1　腋窩神経麻痺による知覚異常領域
　○部に知覚異常が認められた．

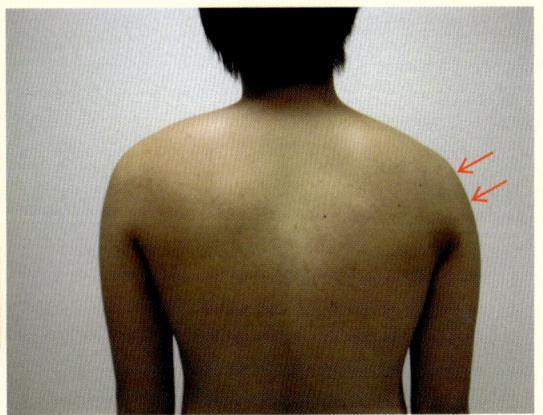

● 図2　三角筋の萎縮
　右三角筋に明らかな萎縮を認める．

臨床の鍵

▶ 腋窩神経の損傷時は，肩後面に痛みを訴える．
▶ 後方四角腔の圧迫によって三角筋部に知覚異常を訴える．
▶ 三角筋に筋萎縮と筋力低下を認める．

5. 後方四角腔

触診できない疾患

ベネット病変

■ 発生要因

　肩甲骨関節窩後下方に，投球動作などで繰り返される外力によって骨棘が形成されることをベネット病変（Bennett lesion）という．その結果，関節包後下方に炎症や痛みを生じる．肩関節外転・外旋位時の痛み，単純X線画像で骨棘を認めた部位に圧痛が確認できれば本疾患と判断できる．
　一方，ベネット病変があっても症状が軽い場合も多く，慎重な対応が求められる．

症例　19歳　男性　右ベネット病変　野球

　3年前より投球時に右肩痛が出現する．しばらく野球から離れており，再開したところで疼痛が再発した．アクセレレーション期（accerelation phase）からフォロースロー期（follow throw phase）にかけて強い疼痛がみられ，単純X線検査，CT検査によってベネット病変（骨棘）を認め（図），病変部に圧痛を確認できた．

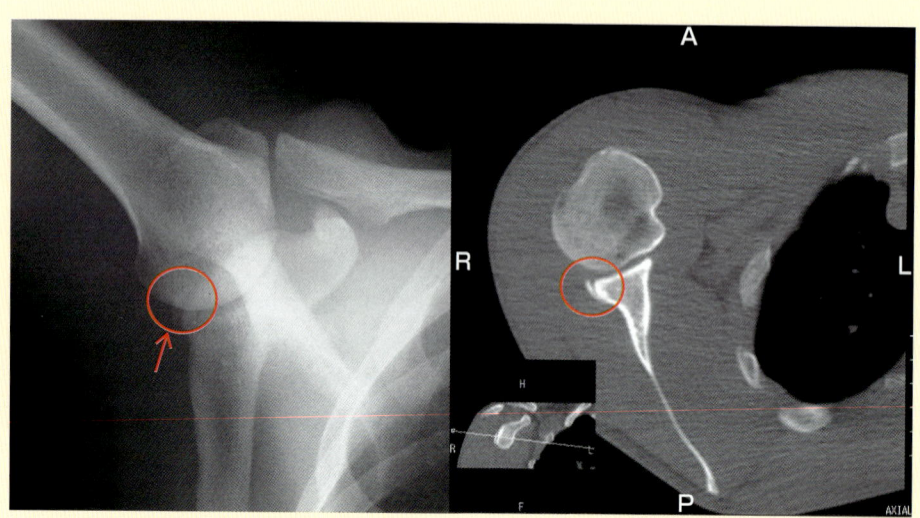

単純X線画像（挙上位）　　　　CT画像（横断像）
● 右ベネット病変
　いずれも，○印の肩関節後下方に骨棘形成を認める．

臨床の鍵

▶ 単純X線画像の肩関節挙上位でベネット病変を確認しやすい．
▶ 有痛性では，この部位に圧痛を認めることがある．
▶ 関節包後下方の拘縮もよくみられ，この際は各ポジションでの内旋制限を認める．

第1章 肩・上腕部

6 棘上筋・棘下筋

要点

棘上筋・棘下筋は肩甲骨上面・後面（棘上窩・棘下窩）に触知でき，両筋ともに腱板の構成体として骨頭を関節窩へ引きつける作用を主として行っている．両筋ともに肩甲上神経支配である．肩甲上神経は，その走行が肩甲上切痕や棘窩切痕を通過する特徴をもつ．不安定な肩甲骨や下方回旋傾向にある肩関節での投球動作，あるいは肩の過剰な運動は，両切痕のいずれかで肩甲上神経障害をもたらして棘上筋・棘下筋萎縮を生じることになる．棘下筋では，視診，あるいは触診から筋萎縮の判断は容易であるが，棘上筋の萎縮は触知が困難であり，左右の比較から確認を行う．

骨指標と触診法

■ 骨指標

- 棘上筋（図の赤）・棘下筋（図の青）の位置を示す．
- 肩甲棘を触知し，肩甲棘の上方（棘上窩）に棘上筋，下方（棘下窩）に棘下筋を触れる．

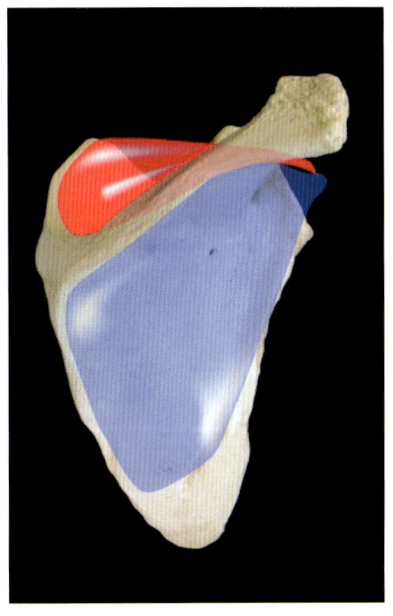

6. 棘上筋・棘下筋

■ 触診法

● 座位または立位で，棘上筋・棘下筋の位置を示す．

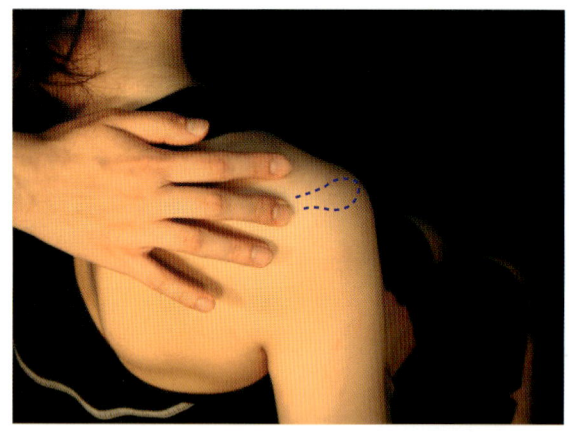

① 中指を肩甲棘においたとき，示指は棘上筋を，環指，小指は棘下筋の位置を示している．

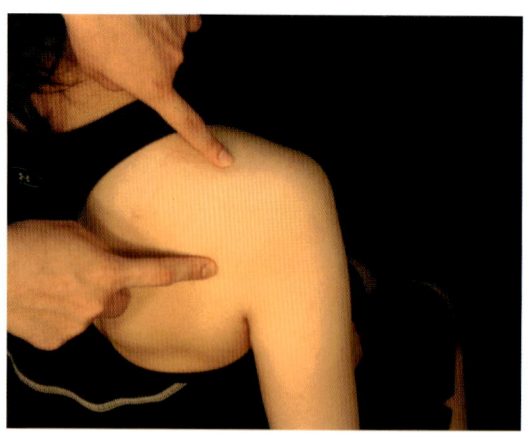

② 上部に棘上筋，下部が棘下筋となる．棘上筋は僧帽筋上部線維によって覆われており，棘下筋はそのまま触知可能である．肩甲骨面上での外転・外旋運動で棘上筋・棘下筋の収縮を触れることができる．

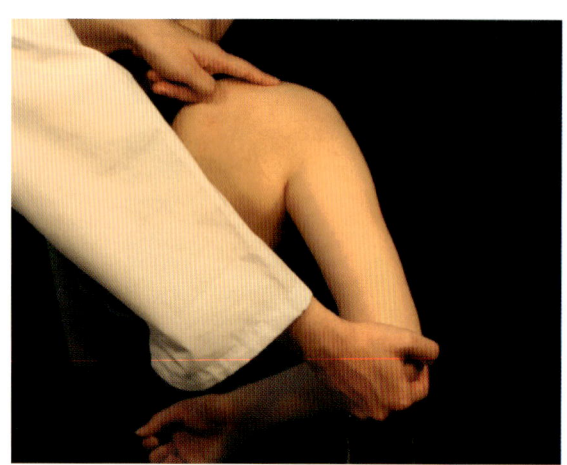

③ 棘上窩に指をおき，手背を背中にまわした状態で小刻みに小さく肩外転の自動運動を行うと収縮を触れやすくなる．

肩甲上神経麻痺

■ 発生要因

過使用（over use）によるスポーツ障害の一種といえ，ピッチャー，バレーボールの選手に多いとされている．他の原因として，ガングリオンの存在が挙げられる．

症例　21歳　男性　右肩甲上神経麻痺　野球

高校のときから，野球をしている際に右肩後面の深部に痛みを感じており，視診・触診では棘上筋と棘下筋に明らかな萎縮を認める（図○）．

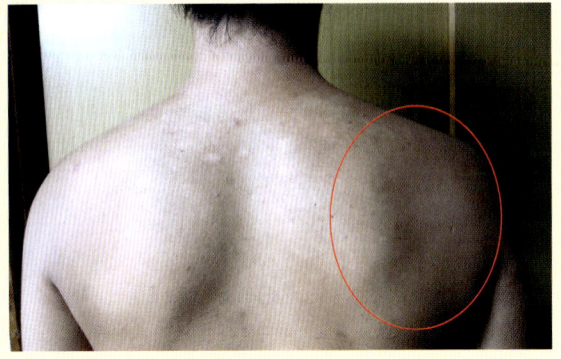

● 右棘上筋，棘下筋の萎縮
棘上筋の萎縮は，僧帽筋に覆われているため，棘下筋より明確ではない（健側との比較が重要）．

臨床の鍵

▶ 棘上筋，棘下筋に筋萎縮を確認できる．棘下筋は外観上，左右を比較することで判別が可能となる．
▶ 筋力のテストとして，棘上筋は，肘伸展位で母指が上を向く肢位（サムアップ）で，肩甲骨面での外転筋力をみる．棘下筋は肘屈曲位で外旋筋力をみる．
▶ 保存療法においては，肩甲骨を安定させる筋（肩甲帯筋）を中心に強化する必要がある．
▶ バレーボールや投球など，オーバーハンドを繰り返すスポーツでは，この動きを中止する．
▶ 自発痛は肩甲骨背部に多くみられ，絞扼部位は圧痛のみであることが多い．

6. 棘上筋・棘下筋

参照事項

肩甲上切痕にみられたガングリオン

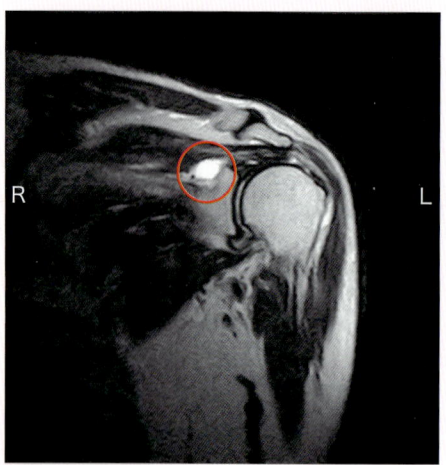

● MRI 画像（T2 強調像）；冠状断像
肩甲上切痕にガングリオンが観察できる．

第1章 肩・上腕部

7　上腕二頭筋長頭腱

要点

上腕二頭筋長頭腱は結節間溝で触知できる．長頭腱は，上腕骨の動きを誘導し（biceps sliding mechanism），骨頭の上方移動を抑制する．また，結節間溝より近位では関節包内にあって関節唇に連結しており，関節唇と関連した障害（SLAP損傷）を呈することになる．さらに，投球動作の繰り返し（over use）による長頭腱炎や，部分・完全断裂，腱板損傷に関わる代償性の過負荷の影響を受ける部位でもある．

骨指標と触診法

■ 骨指標

- 上腕二頭筋長頭腱の位置を示す．
- 結節間溝を走行する．
- 肩甲骨関節上結節（関節唇の上方）を起始とする．

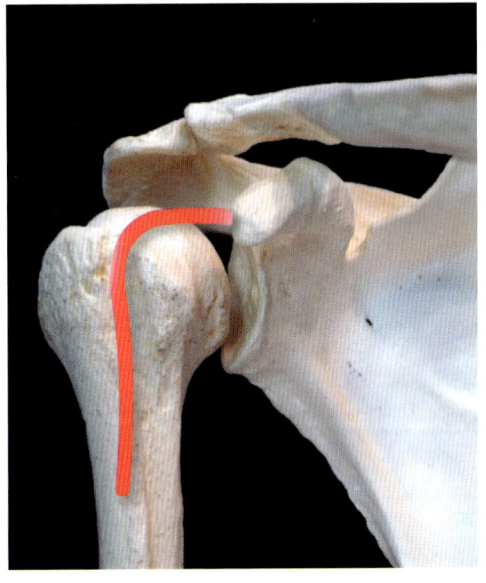

■ 触診法

- 結節間溝に指をおき，肩関節を内・外旋させると，内旋位で消失し外旋位で触れやすくなる．

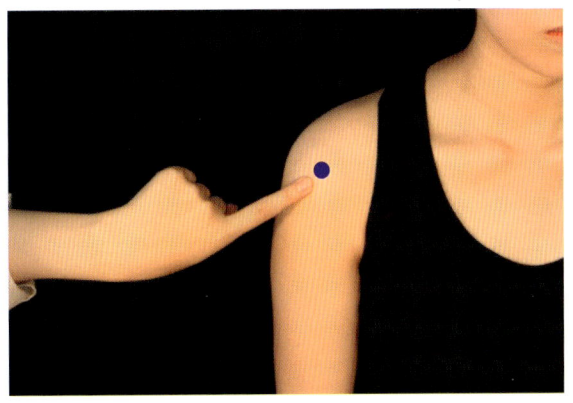

7. 上腕二頭筋長頭腱

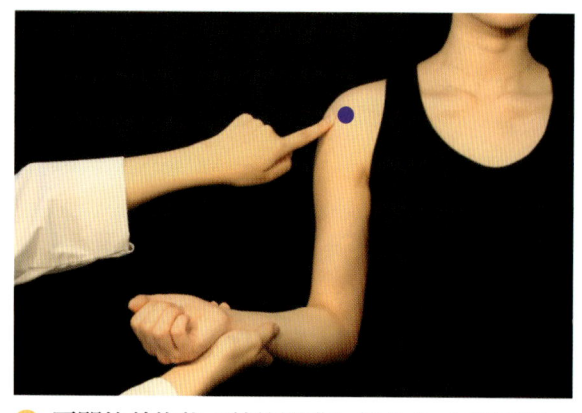

① 肩関節外旋位で結節間溝に指をあて,肘関節の自動屈曲,あるいは前腕の回外運動を行わせると滑走する長頭腱を触れる.

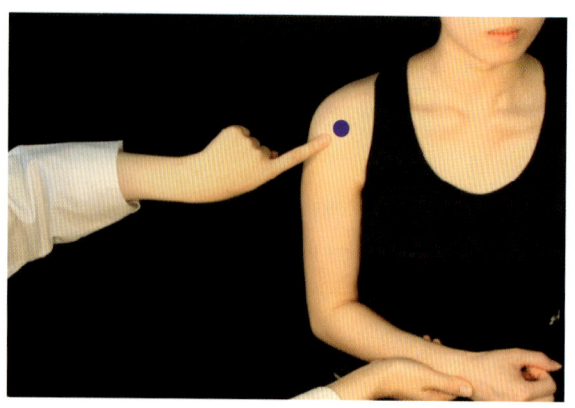

② 肩関節内旋位では上腕二頭筋長頭腱が消失する.

上腕二頭筋長頭腱断裂

■ 発生要因

　上腕二頭筋長頭腱は結節間溝の上縁で関節上結節に向かってほぼ90°方向を変える．そのため，常にストレスのかかりやすい部位である．また，骨頭の動きをコントロールし，上方移動を抑制することから，繰り返し外力による腱炎・腱鞘炎の発生と摩耗がみられ，その結果として断裂を引きおこす．また，40歳以降で，肩を酷使するものでは変性が生じやすく，腱断裂の頻度はより高くなる．

　一方，小結節の裂離骨折や，さらに横靱帯の断裂においては，上腕二頭筋長頭腱は結節間溝の内方に逸脱する．この点についても注意が必要である．

症例　62歳　男性　上腕二頭筋長頭腱断裂　ゴルフ

4日前，ゴルフのプレー中，左上肢に痛みが出現した．外観上，肘関節を屈曲すると，上腕二頭筋の力こぶが遠位に移動するのを確認した（図1）．また，上腕部前面に皮下出血と筋力低下を認めた．視診から上腕二頭筋断裂ないし上腕二頭筋長頭腱断裂を疑った．MRI 検査では T2*強調画像において，結節間溝内に長頭腱を認めなかったため（empty sign），上腕二頭筋長頭腱断裂と診断した（図2）．

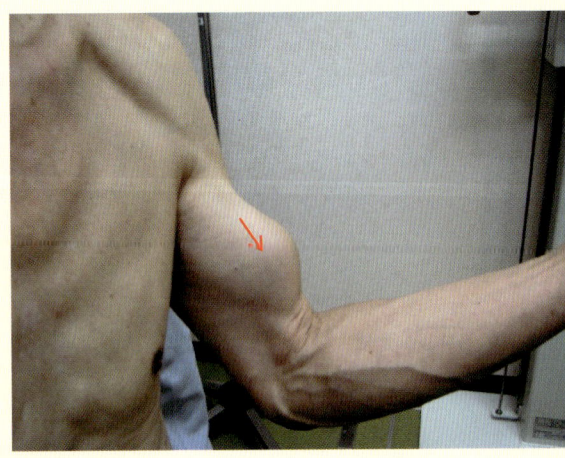

● 図1　外観
上腕二頭筋筋腹が遠位に移動している．

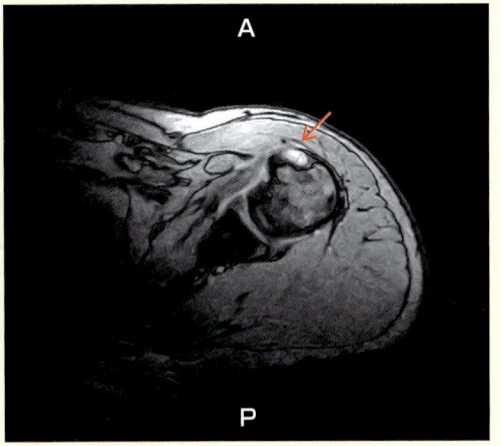

● 図2　同症例の MRI；T2*強調画像
結節間溝内に上腕二頭筋長頭腱を認めない（矢印）．

臨床の鍵

上腕二頭筋長頭腱断裂

▶ 上腕二頭筋長頭腱が断裂すると，時間経過で上腕部前面に皮下出血が出現することが多い．

▶ 上腕二頭筋に力を入れると筋腹が遠位に移動して筋肉の外観が変形するので診断はつきやすい（肘関節屈曲運動に抵抗を加えるとわかりやすい）．

▶ 上腕二頭筋長頭腱断裂の場合，MRI 画像で，結節間溝内にあるべき上腕二頭筋長頭腱が確認できない．

上腕二頭筋長頭腱脱臼

▶ 投球動作時の瞬間的に加わる外力，あるいは手をついた際の外力で生じることがある．

▶ ヤーガソンテスト（Yergason test），スピードテスト（speed test）など，ストレステストの手技で脱臼と疼痛が誘発されることが多い．

7. 上腕二頭筋長頭腱

触診できない疾患

関節唇損傷（SLAP 損傷）

■ 発生要因

　関節唇の上方領域の損傷を SLAP 損傷と呼ぶ．損傷の分類は Snyder の分類が代表的で，タイプ I からタイプIVまである．代表的な損傷の形式としては外傷タイプと慢性タイプがあげられる．

　外傷タイプとしては，肩関節外転位で手を突き上げられ受傷する際に，上腕骨骨頭が上方に突き上げられ，上方関節唇が剥離する．

　慢性タイプとしては投球動作で上腕二頭筋長頭腱に牽引力が繰り返されることで，複合体に破損が発生する．

　症状は肩外転外旋時の疼痛，投球動作時の疼痛，時に肩関節内での引っかかり感が伴う場合がある．

症例　16 歳　男性　左肩関節 SLAP 損傷　野球

　小学 3 年生で野球を始め，3 カ月ほど前よりコッキング後期（late cocking phase）において肩関節に引っかかり感をおぼえて受診される．インピンジメント所見（＋），クランクテスト（＋）であった．MRI 検査において SLAP 損傷が疑われ，他院における関節造影検査の結果，左肩関節 SLAP 損傷と診断され手術に至った．

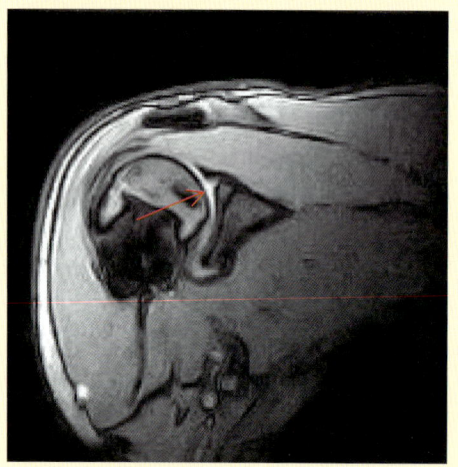

● SLAP 損傷の MRI 画像（冠状断像）
関節唇損傷が疑われる部分（→）

臨床の鍵

▶ SLAP 損傷の徒手的評価法に，クランクテスト，オブライエンテスト（O'Brien test）などがある．
▶ 腱板疎部に圧痛を認めることもある．
▶ 投球におけるコッキング後期の引っかかり感や疼痛を訴えるが，インターナルインピンジメント（internal impingement）との鑑別が必要である．
▶ MRI 関節造影検査が有効である．

参照事項

1. クランクテスト

肩関節90°あるいは160°挙上位で，肩甲上腕関節に軸圧を加えながら内・外旋を行う．疼痛，クリック音があれば陽性とする．SLAP損傷において陽性となる．

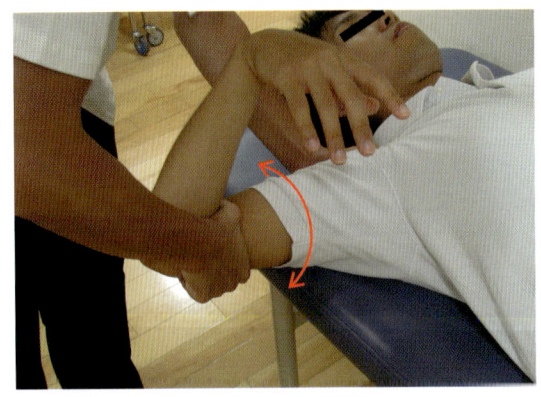

肩関節90°挙上位　　　　　肩関節160°挙上位

● 図1　クランクテスト
肩甲上腕関節に軸圧を加えながら，内・外旋を行う．

2. オブライエンテスト

肩関節90°屈曲位で水平内転15°位とし，母指を下方に向けた状態で肩関節の挙上に抵抗を加えた際に疼痛が誘発され，さらに母指を上（前腕回外位）に向けた状態にすると疼痛が消失する場合，陽性とする．本テストは関節唇損傷を調べるために主に用いられる．

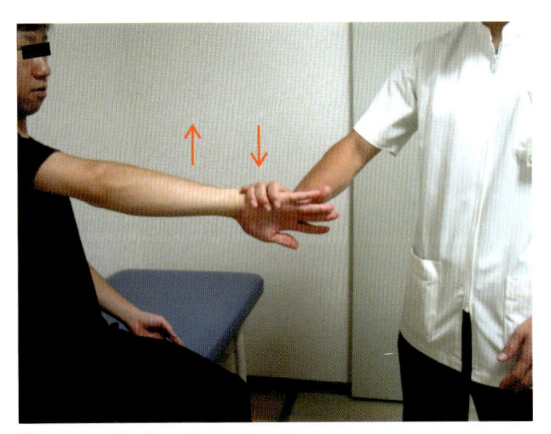

● 図2　オブライエンテスト
母指を下方に向け，肩関節の挙上に抵抗を加える．

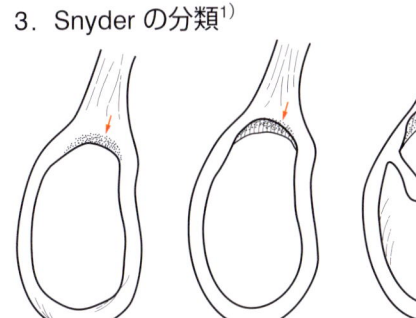

3. Snyderの分類[1]

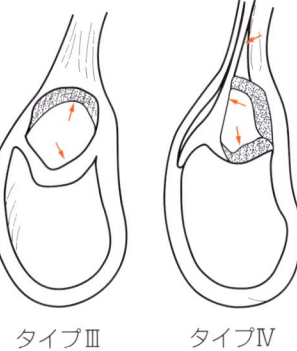

タイプⅠ　タイプⅡ　タイプⅢ　タイプⅣ

タイプⅠ：長頭腱起始部は正常
　　　　　関節唇上方の毛羽立ちとなる
タイプⅡ：関節唇上方と長頭腱が
　　　　　剥離したもの
タイプⅢ：関節唇上方が垂直に
　　　　　断裂しバケツ柄状となる
タイプⅣ：バケツ柄状断裂が
　　　　　上腕二頭筋長頭にまで拡大

文　献

1) Snyder SJ, et al：SLAP lesion of the shoulder. Arthroscopy, 6：274-279, 1990.

第1章 肩・上腕部

8 上腕骨近位骨端線（小児における）

要点

骨端と骨幹端の境界部分には成長軟骨板（growth plate）が存在し，これは上腕骨の長軸方向の成長を司る役割を担っている．臨床上は，投球過多による上腕骨近位への過剰負担から生じる成長期の骨端線離開；リトルリーガーズショルダー（little leaguer's shoulder）として知られている．

骨指標と触診法

■ 骨指標

● 上腕骨近位骨端線に相当する位置を示す．

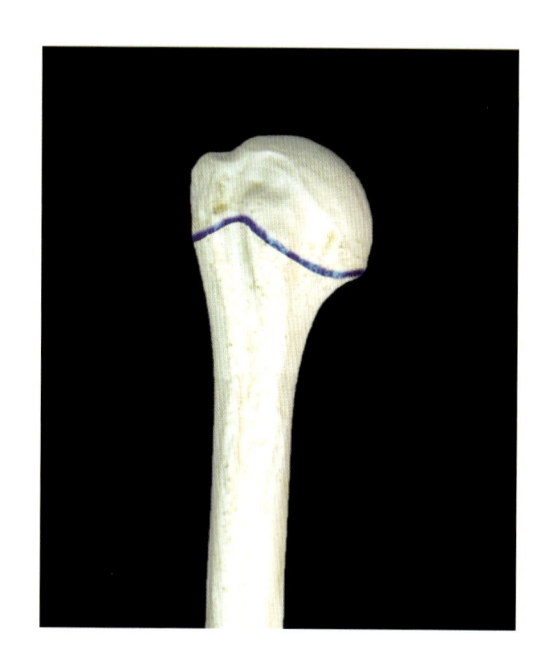

■ 触診法

● 座位または立位で，上腕骨近位骨端線の位置を示す．

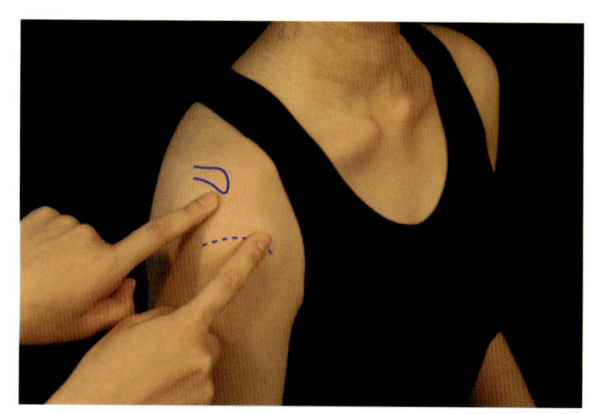

1. 肩峰（左示指）から3〜4 cm遠位にあたり，大結節のわずか下方に位置する（圧痛のみられる部位）．しかし，年齢によりその位置はわずかに変化する．

上腕骨近位骨端線離開

■ 発生要因

　原因は，無理な投球フォームや成長期の過剰な練習量により上腕骨近位骨端線に過剰な負荷が加わることが挙げられる．

　成長期では，上腕骨の後捻角が大きくなっていることに加え，体幹の回旋運動や体重移動がうまく行えず，腕の振りにたよる投球をすることで肩関節の回旋運動が大きくなるために上腕骨近位の脆弱部分が離開することになる．

　骨端線離開の診断は，問診にて投球中に急に痛みが発生したこと，X線で左右の骨端線の幅に明らかな差があること，患側の肩関節が疼痛で力が入らないことなどを，総合的に判断している．

（注意）

　X線での骨端線の幅の左右の比較が重要であるが，利き腕側の骨端線は拡大している場合も多いので，問診や理学所見を合わせて診断することが重要である．骨端線離開の場合，外側の骨端線の幅の拡大からはじまり，進行すると内側後方にすべりを生じる．

症例　12歳　男性　右上腕骨近位骨端線離開　ソフトボール

　1カ月前よりソフトボールをしていて急に右肩に疼痛が出現する．上腕骨近位部に圧痛を認めた．外転，内旋，外旋での抵抗テストにより疼痛が誘発され，疼痛のために力が入らなかった．単純X線画像で健側との比較をすると，骨端線全域に離開（拡大）を認めたため，上腕骨近位骨端線離開と診断された．4週間の安静後，抵抗テストで疼痛なく徐々に筋力が出せるようになった．

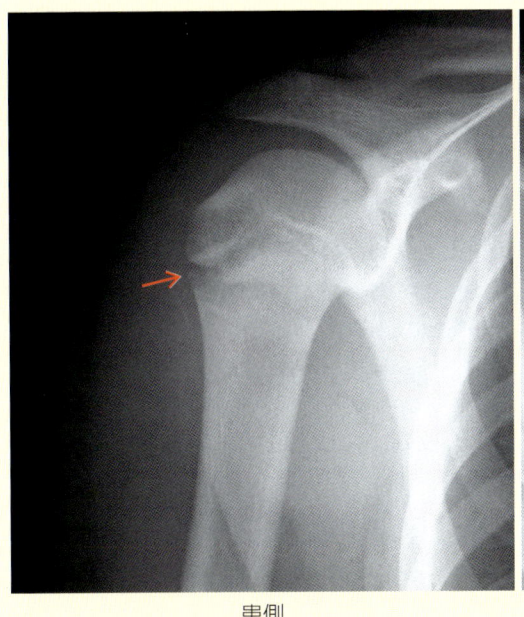

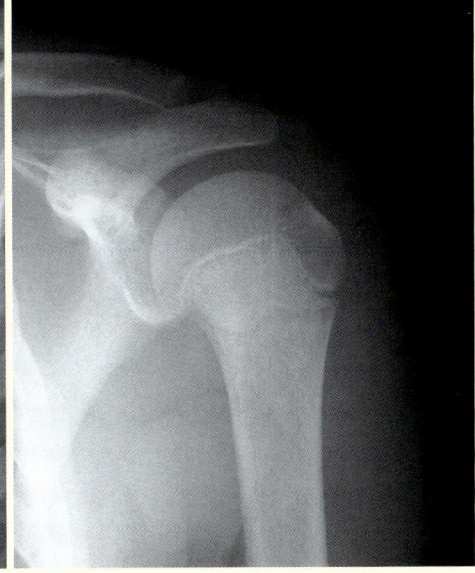

患側　　　　　　　　　　　　　　健側

● 右上腕骨近位骨端線離開
　右肩の骨端線が離開（拡大）している．

8. 上腕骨近位骨端線（小児における）

臨床の鍵

- ▶ 上腕骨骨端線部に圧痛を確認する．
- ▶ 単純X線画像で健側と比較して，骨端線部に離開（拡大）を確認する（p31の図）．
- ▶ 肩関節外転，内外旋での抵抗テストを行い疼痛の有無を評価し，疼痛で力が入らない場合，特に骨端線離開を念頭におく．
- ▶ 骨端線が離開しすべりを伴う場合には，重症度分類がある．
- ▶ 骨端線離開の場合には骨折と同等なので，3カ月の安静が必要である．

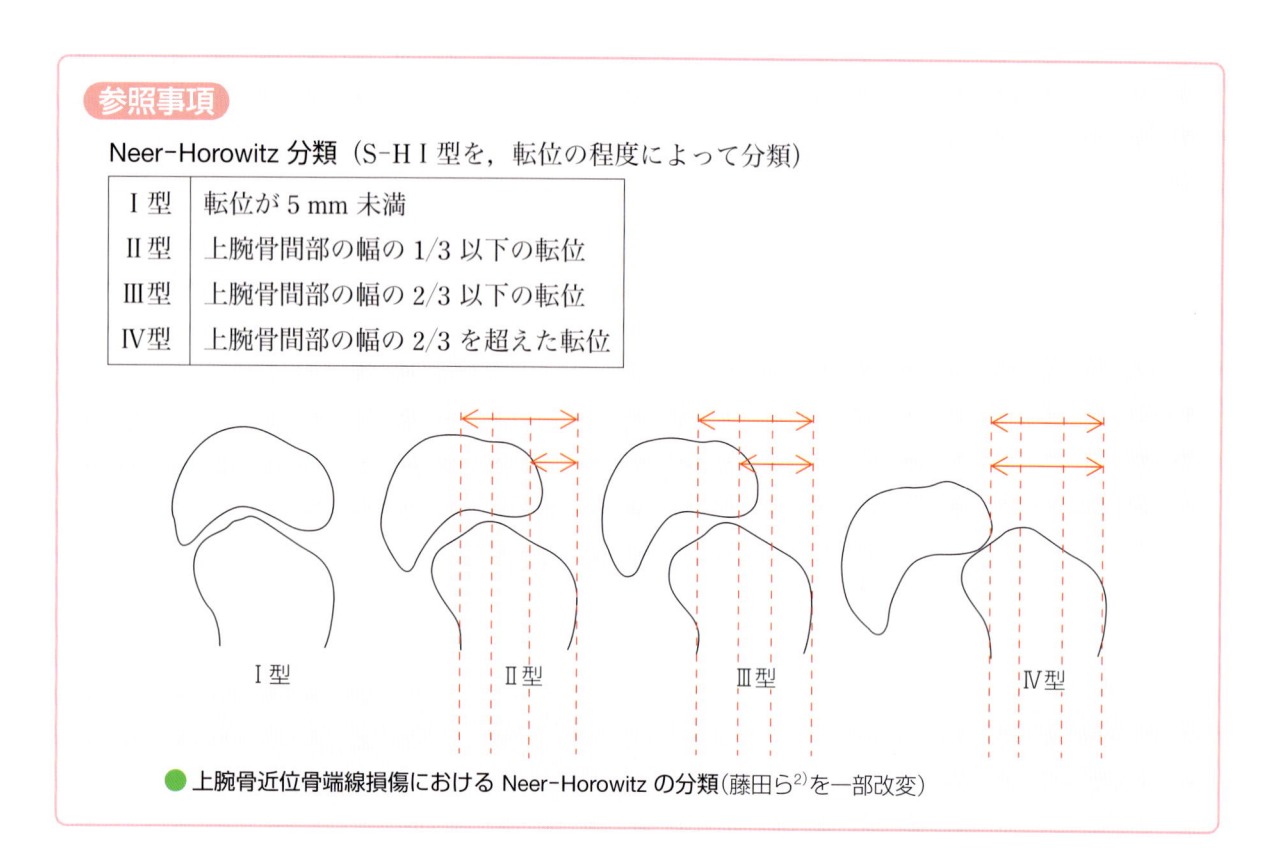

参照事項

Neer-Horowitz 分類（S-HⅠ型を，転位の程度によって分類）

Ⅰ型	転位が5 mm 未満
Ⅱ型	上腕骨間部の幅の 1/3 以下の転位
Ⅲ型	上腕骨間部の幅の 2/3 以下の転位
Ⅳ型	上腕骨間部の幅の 2/3 を超えた転位

● 上腕骨近位骨端線損傷における Neer-Horowitz の分類（藤田ら[2]を一部改変）

文　献

1) 野島　晃，松岡　俊哉，立花　孝・他：投球動作の分析—少年野球の選手の投球分析．臨床スポーツ医学，8：1293-1297, 1991.
2) 藤田健司，水野耕作：骨端線損傷の治療：上腕骨近位．*MB orthop.*, 13：22-29, 2000.

第1章　肩・上腕部

9 上腕骨骨幹部

要点

　上腕骨骨幹部は上腕部中央部で丸みを帯びた骨として触知できる．上腕骨骨幹部の遠位は外方に捻れており，後面には橈骨神経溝を有している．この外方への捻れは上腕骨頭の後捻角と関係していて，肩関節回旋角の拡大に役立っている．一方で，投球動作の繰り返しやアームレスリングによる急激な回旋外力から，骨幹部に螺旋骨折をもたらし，この際，稀に橈骨神経損傷を合併することがある．

骨指標と触診法

■ 骨指標

- 上腕骨骨幹部の位置を示す．
- 上腕中央部の内・外側面は筋が少なく，触知しやすい部位となる．

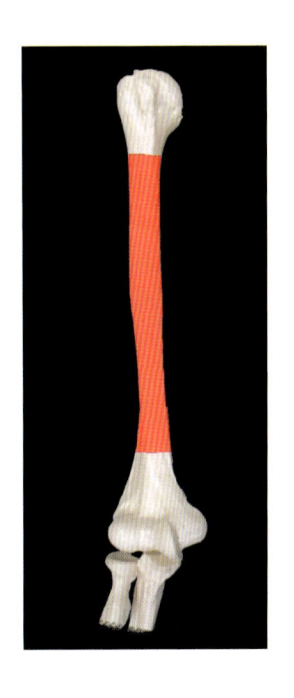

■ 触診法

- 座位または立位で，上腕骨骨幹部の位置を示す．

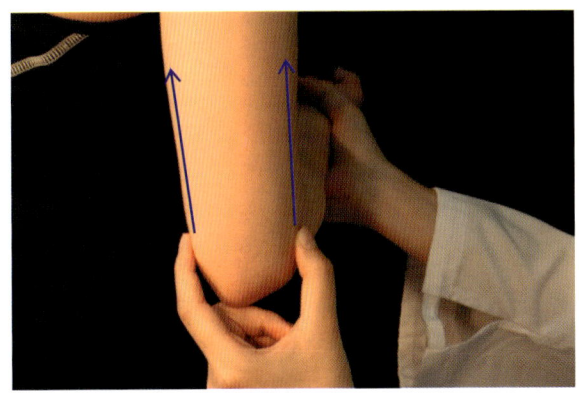

① 内側・外側上顆に指をあてる．このまま近位の方向に指を滑らせていくと骨幹部の内側面，外側面を触知できる．

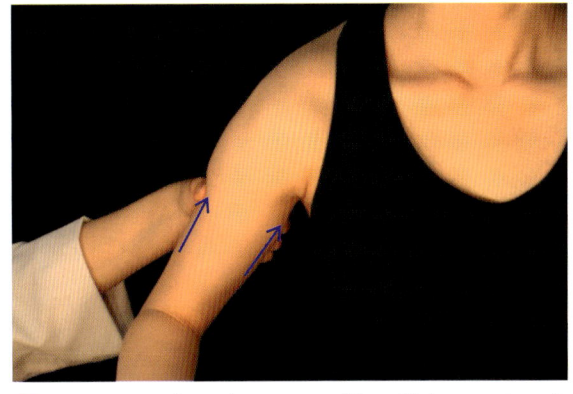

② さらに，近位に向かって両指を滑らせると，内側は腋窩付近まで，外側は三角筋付着部までを触知できる．

上腕骨骨折（投球骨折）

■ 発生要因

投球骨折は上腕骨に回旋外力が繰り返し加わることで発生しやすい．発生機序は諸説あるが，投球動作時に生じる応力が原因と考えられ，発生時には骨折音と急激に発症する痛みがある．稀に神経症状が出現することがあるので，必ず骨折の診察の基本どおりに知覚障害がないか，運動麻痺はないか，循環障害がないか診察することが重要である．

症例　15歳　男性　上腕骨疲労骨折　野球

硬式ボールを投げたとき，右肩関節に激痛が走る．単純X線画像において上腕骨に螺旋骨折を認めた．上腕骨骨幹部の骨皮質の肥厚と骨髄内に硬化所見がみられたため，上腕骨疲労骨折と診断した．神経障害はなく転位も少ないため保存療法を行った．

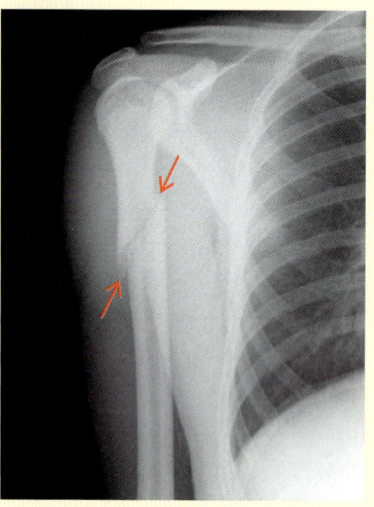

● 単純X線撮影（正面像）
上腕骨骨幹部に螺旋骨折を認める（矢印）．骨皮質の肥厚，さらに骨髄内に硬化像が認められたため，疲労骨折と判断した．

臨床の鍵

▶ 投球の際に急激な痛みを伴って発生する．
▶ 発症の前駆症状として，疲労感，違和感を訴えることがある．
▶ 明らかな外傷がなく，単純X線画像上で骨折が認められる．

注意すべき疾患　橈骨神経麻痺

　上腕部での骨折や絞扼，あるいは圧迫（睡眠麻痺）によって橈骨神経が障害されると下垂手となり（図1），肘関節より遠位で橈骨神経の終末枝（後骨間神経）が損傷されると下垂指が生じる（図2）．

　しびれ，筋力低下を確認するが，上腕部での橈骨神経麻痺では運動・知覚障害がみられ，前腕部での後骨間神経麻痺では運動障害のみとなるため注意を要する．

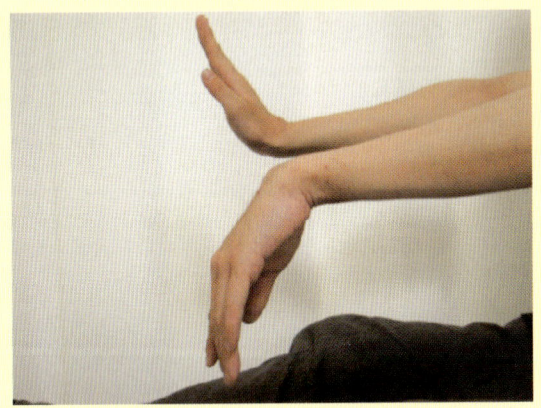

● 図1　左橈骨神経麻痺による下垂手変形（22歳，男性）
左手関節の伸展と手指の伸展が不可能である．

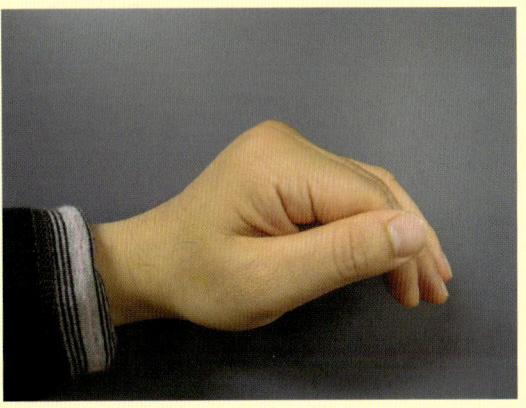

● 図2　下垂指変形
手関節を伸展させると橈屈し，手指はMP関節で伸展不能となる．

9. 上腕骨骨幹部

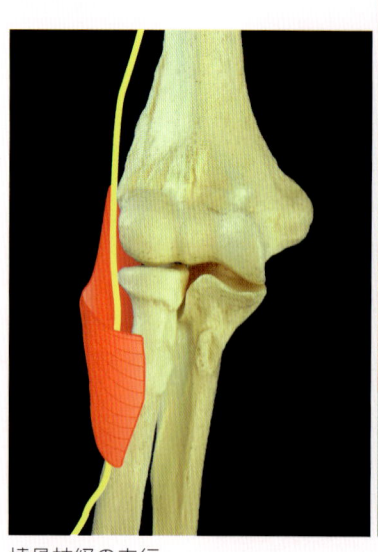

> **参照事項**
>
> ### 肘関節部の解剖
>
> 橈骨神経の多くは肘関節部において，回外筋浅頭の線維性アーチ（フローゼアーケード）を貫通している（図）．この部位での絞扼性神経障害は後骨間神経麻痺として運動障害（下垂指）をもたらす． 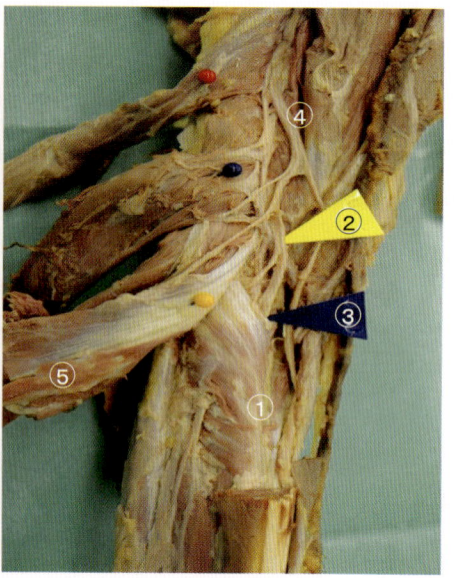
>
> 橈骨神経の走行
>
> ①回外筋　②後骨間神経
> ③フローゼアーケード
> ④橈骨神経　⑤短橈側手根伸筋
>
> ● 肘関節部の解剖

第2章 肘・前腕部

1 上腕骨外側上顆

要点

上腕骨外側上顆は，指を上腕骨骨幹の外側から遠位に滑らせると触知できる．前腕伸筋群や回外筋の起始部で，外側側副靱帯が付着しており，テニス肘の好発部位である．

骨指標と触診法

■ 骨指標

- 上腕骨外側上顆を示す．
- 上腕骨骨幹の外側から遠位に指を滑らせると丸い骨隆起として触知する．前腕伸筋群の起始部となる．

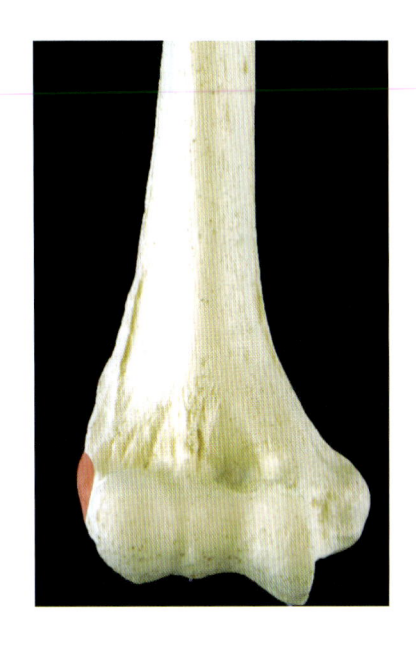

■ 触診法

方法1

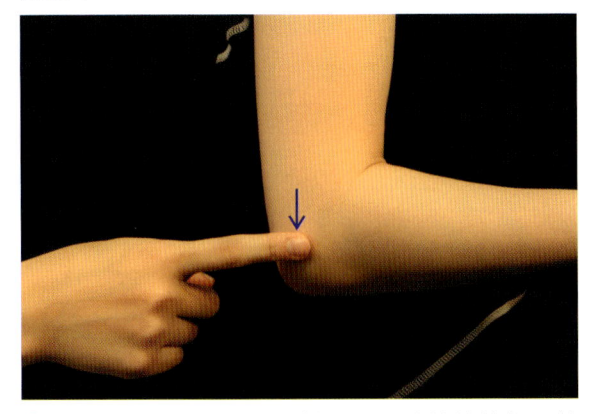

① 肘関節伸展・前腕回外位で，上腕骨骨幹部の外側から遠位に指を下げると丸い骨隆起を触知できる．

方法2

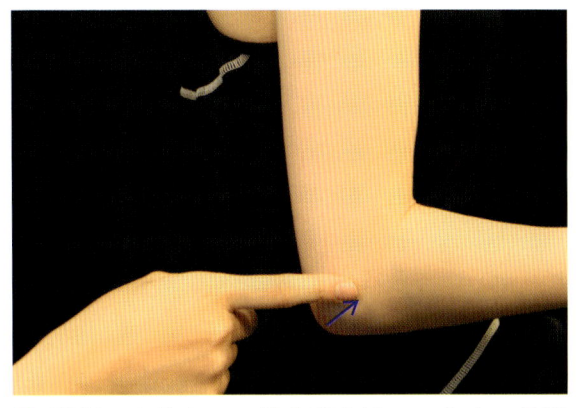

① 肘頭から外方に1横指指を進めると丸い骨隆起を触知できる．内側上顆と比べて触知しにくい．

上腕骨外側上顆炎

■発生要因

　疫学的には，加齢に伴い有病率が高くなることから，筋腱の退行変性が関与していると考えられる．短橈側手根伸筋，総指伸筋，尺側手根伸筋が複合的に連結して構成された腱板上組織の退行変性とも言われている[1]．病態には諸説あるが，特に短橈側手根伸筋の起始部における腱付着部炎（enthesopathy）が主因とされている．

　主な発症要因は，テニスやゴルフにおける手関節の伸展を繰り返す動作（いわゆる，過使用 over use）と言われており，肘関節の外側に痛みを訴えるのが一般的である．

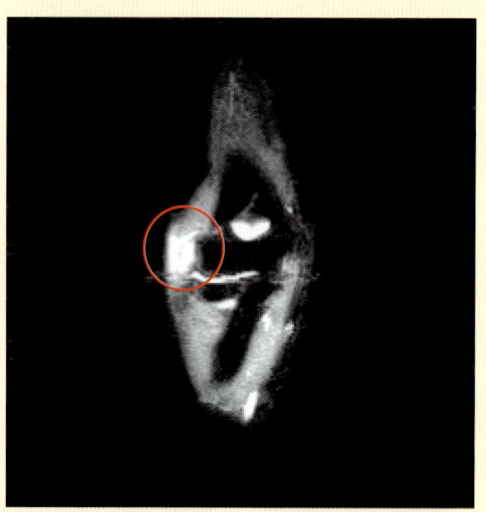

> **症例** 40歳 男性 上腕骨外側上顆炎 ゴルフ
>
> 　1カ月前からゴルフに頻繁に通うようになり，次第に打球数も増えてきた．最近，スウィングの際，痛みが徐々に出現し，外側上顆部に限局した圧痛を認めた．トムゼンテスト（Thomsen test），中指伸展テスト（middle finger test）が陽性，さらに，前腕伸筋群のストレッチングにより疼痛が誘発された．単純X線画像から明らかな異常を認めなかったが，MRI 画像（STIR 画像）では外側上顆周囲の筋付着部に高信号が確認でき，上腕骨外側上顆炎と診断された（図）．
>
> ●上腕骨外側上顆炎の MRI 画像（STIR 画像）
> 　上腕骨外側上顆の筋腱付着部周囲に高信号が確認できる（○）．

> **臨床の鍵**
> - 上腕骨外側上顆に限局した圧痛を認める．
> - 疼痛誘発テストとしてトムゼンテスト（Thomsen test），中指伸展テスト（middle finger test），チェアーテスト（chair test）が用いられる．
> - 近年，滑膜性病変（synovial fringe）の存在が指摘されている．こうした滑膜病変が挟まりこんで痛みが誘発される関節内病変もあるため，診断時に鑑別を要する．
> - ADL上の指導として，手関節伸筋群に負担をかけないようにする．たとえば，手の使用は前腕を常に回外位で行うように徹底することなどが挙げられる．
> - MRI画像（STIR画像）にて，上腕骨外側上顆の腱付着部周囲に高信号を示すことがある（p38の図参照）．

文　献

1) 薄井正道：テニス肘の診断と治療．上肢のスポーツ障害—その診断と治療—．*MB Orthop*，16：35-41，2003．

第2章 肘・前腕部

2 腕橈関節

要点

腕橈関節は上腕骨外側上顆のすぐ遠位に触知できる．臨床的には，発育期のスポーツ障害にみられる離断性骨軟骨炎，関節内病変としての滑膜性病変（synovial fringe）が指摘されており，運動痛が主症状となる．

骨指標と触診法

■ 骨指標

- 腕橈関節を示す．
- 腕橈関節は上腕骨小頭と橈骨頭間で構成された球関節である．

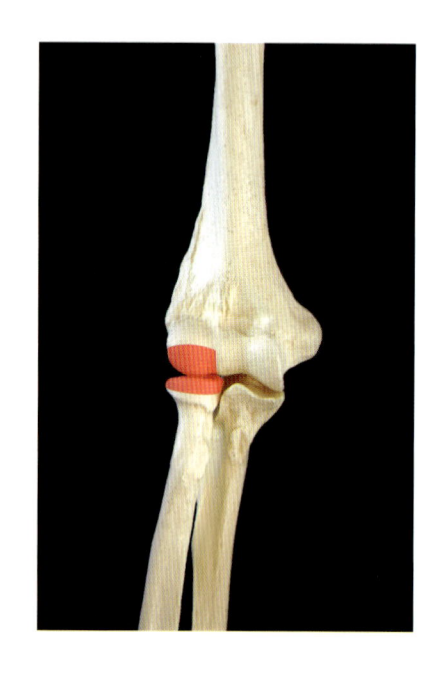

■ 触診法

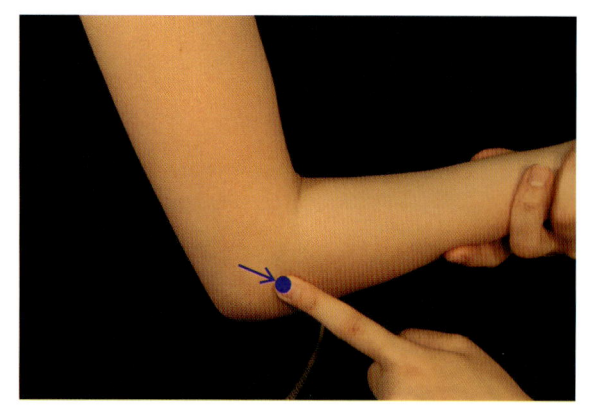

① 腕橈関節の位置を示す（●）．
② 肘関節90°屈曲・前腕回外位で，上腕骨外側上顆のすぐ遠位（約1横指）に触れる．
③ 前腕を回内・回外すると橈骨頭の凸部分が回転する． 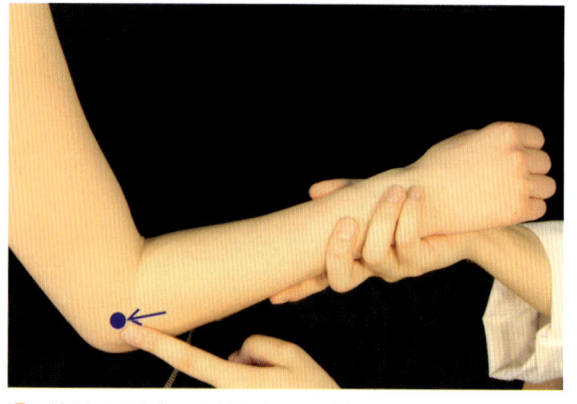
④ 橈骨頭の環状となった凸部分をゆっくりと指で確認する．その直上の間隙が腕橈関節（●）である．

離断性骨軟骨炎（野球肘外側型）

■ 発生要因

　離断性骨軟骨炎（OCD：osteochondritis dissecans）は10〜17歳にみられ，12歳ころに多い．上腕骨小頭での内軟骨性骨化が進行している時期に，投球動作などにより圧迫力，剪断力が繰り返し加わることで発症する．肘関節45°屈曲位での正面X線画像で病巣部位が描出されやすい．また，MRI画像は初期の離断性骨軟骨炎の診断や，病巣部の進行度の判定に有用である（p.42の臨床の鍵図参照）．

症例1　15歳　男性　右肘関節離断性骨軟骨炎　野球

　1カ月前から原因なく右肘関節外側部に痛みがでる．肘関節屈曲角は右110°，左150°と，可動制限が強くみられた．上腕骨外顆に圧痛を認め，X線タンジェンシャルビュー（tangential view）において右上腕骨小頭部に病巣と周囲骨間に透明帯を確認できたため，離断性骨軟骨炎と診断された（図）．

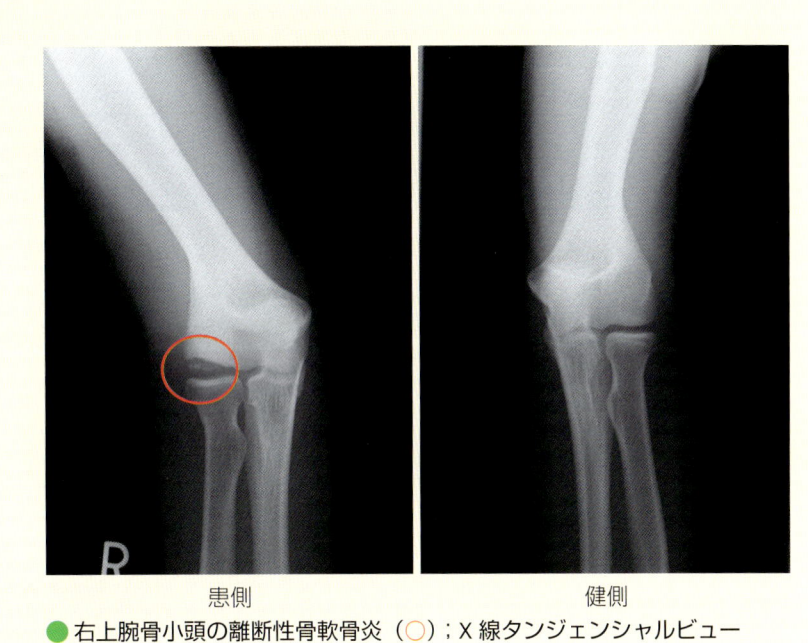

患側　　　　　　　　健側
● 右上腕骨小頭の離断性骨軟骨炎（○）；X線タンジェンシャルビュー

2. 腕橈関節

症例2　12歳　男性　右肘関節離断性骨軟骨炎　テニス

　テニスの試合中，右肘に痛みが出現する．以前にも練習中に痛みが出現しており，他院において上腕骨小頭の剥離骨折と診断され，2カ月間安静にしていた．1カ月前に復帰したが，肘関節屈曲角は，健側150°，患側120°であり，上腕骨外側上顆に圧痛を認めた．

　単純X線画像から骨透亮像は確認できないが，CT画像にて上腕骨小頭部の骨不整像と上腕骨前方に遊離体を認めることができた（図）．

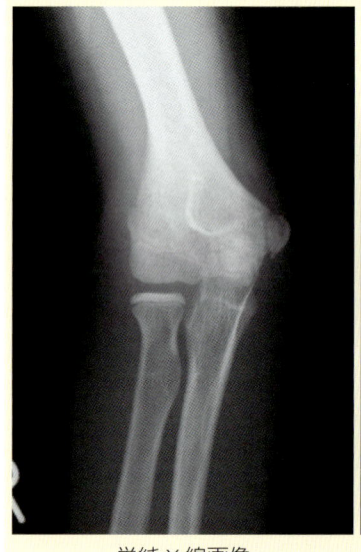

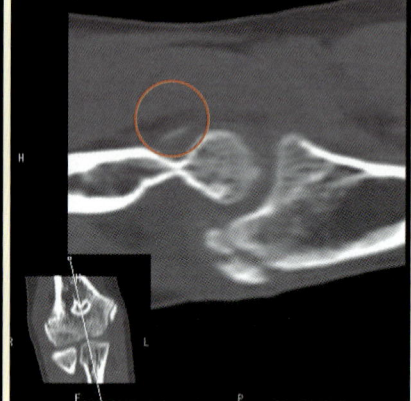

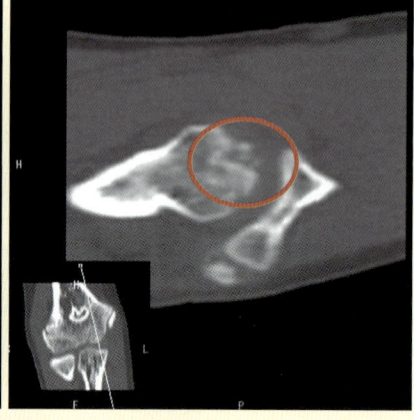

単純X線画像　　　　　　　　　　　　　　　　　　CT画像

● 右上腕骨小頭の離断性骨軟骨炎
　単純X線画像では，明らかな異常は認められなかった．一方，CT画像にて上腕骨小頭部の骨欠損と遊離体を確認できた（○）．

臨床の鍵

▶ 肘を繰り返し使うスポーツ（特に野球）で，肘外側部に痛みを訴える例では離断性骨軟骨炎を疑う．
▶ 上腕骨外側上顆に圧痛を認めることが多い．
▶ 軟骨の剥離が発生している症例では，肘関節の可動域制限を生じていることが多い．
▶ X線撮影は，肘関節45°屈曲位でのタンジェンシャルビュー（tangential view）を必要とする．
▶ MRI検査では初期OCDも検出可能である（図）．

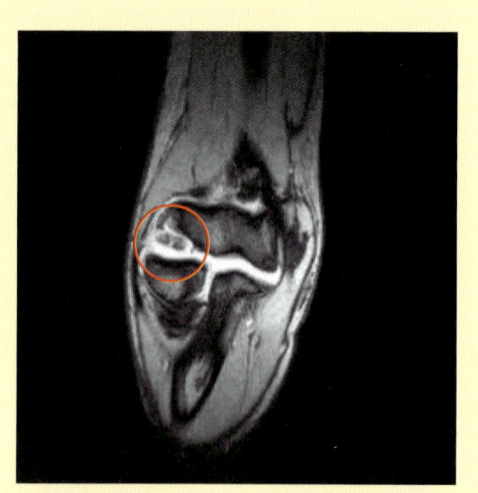

● 離断性骨軟骨炎のMRI画像（冠状断像）
　上腕骨小頭部において，母床と骨軟骨片の間に液体の介在が確認できる（○）．

> 参照事項

1. タンジェンシャルビュー（tangential view）とは

肘関節 45°屈曲位正面であり，上腕骨小頭病変の描出に適している（図1, 2）．

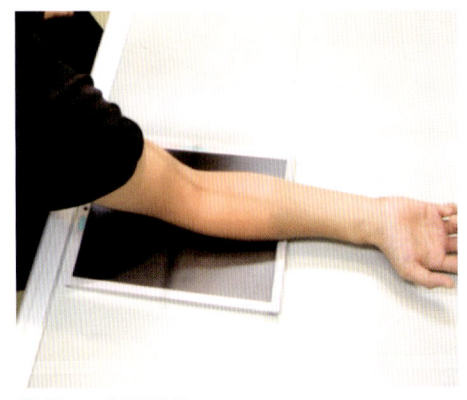

● 図1　撮影肢位

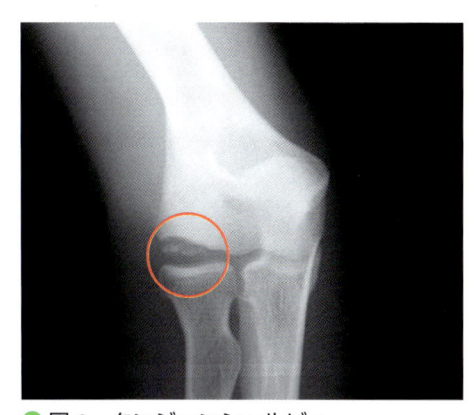

● 図2　タンジェンシャルビュー
上腕骨小頭部に病変を認める．

2. 保存療法の適応

保存療法の対象は，骨端線閉鎖前の透亮型で肘関節に可動制限をきたしていないものとされている[1]．20°以上の屈曲制限がある症例では，骨軟骨片が遊離している可能性が高く，手術適応を考慮しなくてはならない[2]．

3. 離断性骨軟骨炎（OCD）の分類

●X線画像による分類

三浪[3]の分類

（透亮型）局所的骨化の停滞（骨陥凹）
（分離型）小骨片の形成（分節化）
（遊離型）骨欠損による遊離体を形成

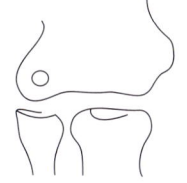

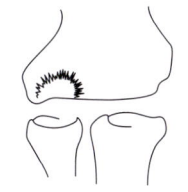

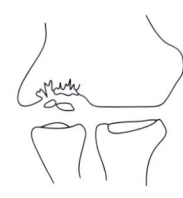

透亮型　　分離型　　遊離型

●関節鏡所見をもとにした分類

ICRS 分類[4]：ICRS（international cartilage repair society）

OCD1
　　軟骨に覆われた軟らかな部分があり，連続性で安定した病変

OCD2
　　部分的に不連続性があるが，安定した病変

OCD3
　　不連続だが，転位は起こしていない病変

OCD4
　　母床から剥がれ転位した骨軟骨片や遊離体があり，骨軟骨欠損を起こしている

2. 腕橈関節

文　　献

1) Takahara M et al：Classification, treatment and outcome of osteochondritis dissecans of the humeral capitellum. *J Bone Joint Surg* Am., 89：1205-1214, 2007.
2) 高原政利, 荻野利彦・他：成長期の上腕骨小頭離断性骨軟骨炎. 骨・関節・靭帯, 18 (11)：985-990, 2005.
3) 三浪三千男・他：肘関節に発生した離断性骨軟骨炎25例の検討. 臨整外, 14：805-810, 1979.
4) Brittberg M et al：Evaluation of cartilage injuries and repair. *J Bone Joint Surg*, 85-A：58-69, 2003.

第2章 肘・前腕部

3 上腕骨内側上顆

要点

上腕骨内側上顆は，上腕骨骨幹部内側縁の遠位に触知できる．この部位には多くの前腕屈筋群や内側側副靱帯が付着しており，前腕屈筋群の過使用（over use）や肘関節の外反強制，あるいは外反運動の繰り返しによって腱付着部症（enthesopathy）を呈しやすい部位でもある．臨床的には野球肘（内側型）が挙げられ，前腕屈筋群の牽引力や外反の繰り返しによって痛みが発生する．

骨指標と触診法

■ 骨指標

- 上腕骨内側上顆を示す．
- 肘伸展・前腕回外位で，肘関節の内側に突出した隆起であり，円回内筋，前腕屈筋群の共同腱が起始する部位である．

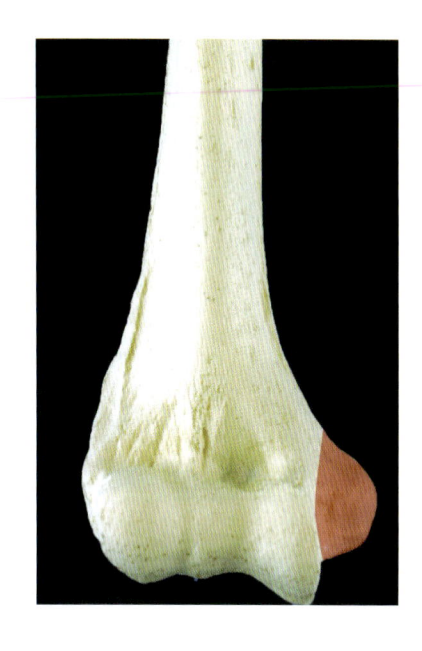

■ 触診法

方法1

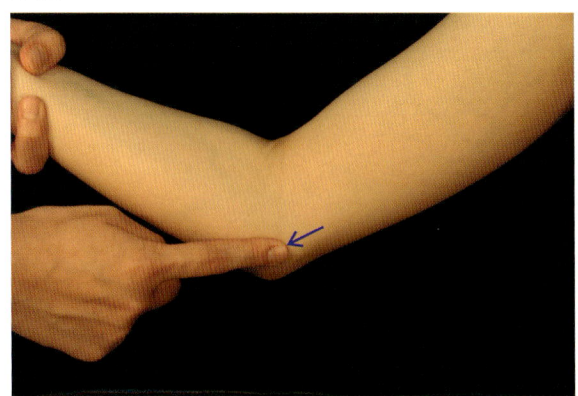

① 上腕骨骨幹部の内側縁から遠位に指を滑らせると尖った骨隆起を触知できる．

方法2

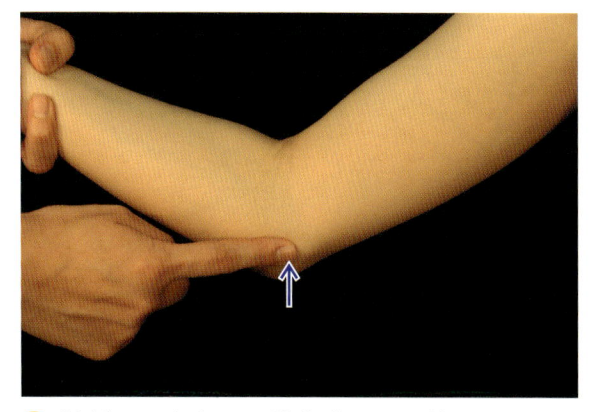

① 肘頭から内方に1横指進めると前方に尖った骨隆起を触知できる．

3. 上腕骨内側上顆

野球肘（内側型）

■発生要因

　投球時，肘関節に外反ストレスが繰り返され上腕骨内側上顆に痛みが生じるものである．投球動作のコッキングからアクセレレーション期での疼痛を訴える．

　投球動作での肘の外反する角速度が大きいためにおこる．投球運動連鎖の中で，体幹や股関節の運動が不十分であることが引き金になることも多い．足関節，膝関節，股関節，体幹，肩甲骨周囲の可動域と柔軟性を，原テスト（投球障害肩の治療に際し，指標としている 11 項目）[1] などを参考にして検索しておくことが再発防止の観点からも重要である．

症例　12 歳　男性（右利き）　野球肘（内側型）　野球

　1 カ月前，遠投した後から徐々に右肘内側に疼痛が出現する．肘関節には健側差で 25° の屈曲制限を認めた．内側上顆部に限局性圧痛を認め，ムービングバルガスストレステスト（moving valgus stress test）で痛みの誘発を認めた．単純 X 線画像にて内側上顆に骨片を認め，野球肘（内側型）と診断された（図）．

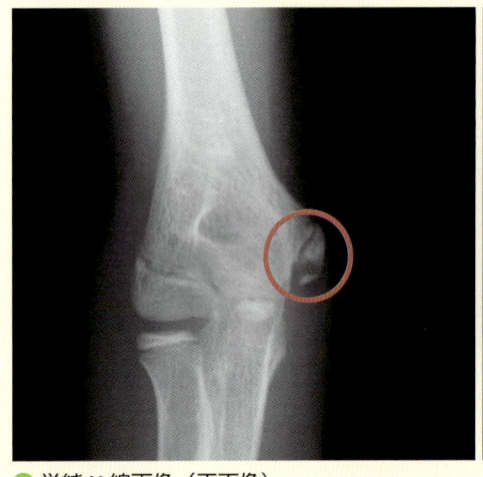

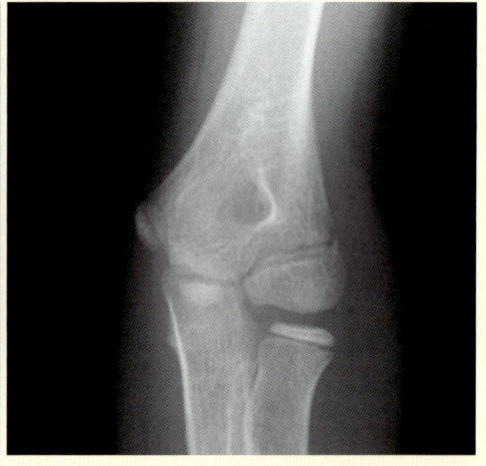

● 単純 X 線画像（正面像）
　右肘の画像（写真左）では，上腕骨内側上顆部に骨片が確認できる．写真右は健側を示す．

> **臨床の鍵**
> - 問診により急性発症か慢性経過かの区別をしておく．
> - 投球動作におけるアクセレレーション期で肘内側に疼痛が発生する．
> - 圧痛部は内側上顆に限局する．
> - 前腕屈筋群（円回内筋，橈側手根屈筋など）の起始部に圧痛を確認する．
> - ムービングバルガスストレステスト（moving valgus stress test）で疼痛が誘発される（図1）．
> - 注意点として，尺骨神経に関わる症状が誘発されていないかよく聴取する．たとえば，投球を繰り返すと手の握力が低下しないか，第4,5指のしびれが発生しないか，あるいは投球動作を繰り返すとボールがすっぽ抜けることがないか，などである．
> - 急性の場合，裂離骨折も考慮する（図2）．骨折があれば手術も考慮する．
> - 単純X線画像では，内側上顆核の裂離，分節，変形の有無を評価する．

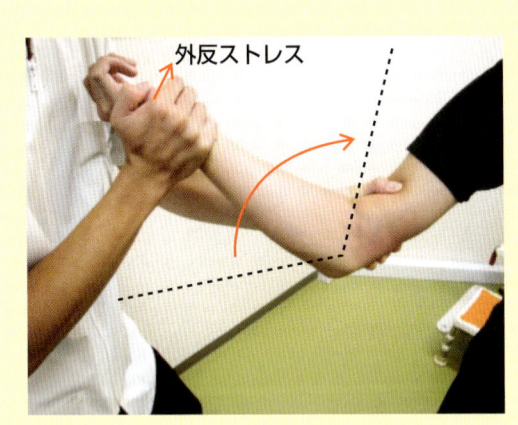

● 図1 ムービングバルガスストレステスト
肘外反を加えつつ，肘屈曲を行い，疼痛が誘発されれば陽性とする．

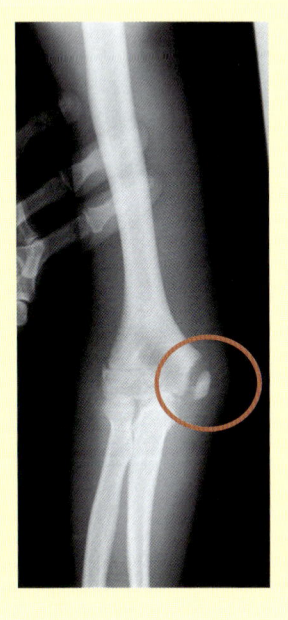

● 図2 上腕骨内側上顆の裂離骨折；単純X線正面画像
右肘関節，15歳，男性．野球で，投球時に激痛が出現する．内側上顆部の骨端線離開を認め，手術となった．

文　献

1) 原　正文：復帰に向けて何を目安にどう選手に指導したらよいか．関節外科, 22：1189-1194, 2003.

第2章 肘・前腕部

4 尺側側副靱帯（前斜走線維）

要点

尺側側副靱帯（UCL）は，①前斜走線維，②後斜走線維，③横走線維で構成されている．中でも前斜走線維（AOL）は重要で，上腕骨内側上顆のすぐ遠位に触知できる．この線維は尺骨鉤状突起内側面に付着するため，肘関節伸展位で最も緊張し，屈曲に従って弛緩していく．臨床的には，肘外反強制の外力（急性型），または，繰り返し投球動作による外反ストレス（慢性型）などにより損傷が発生しやすい．

骨指標と触診法

■ 骨指標

- 尺側側副靱帯を示す．
- 尺側側副靱帯は，上腕骨内側上顆を目安に尺骨鉤状突起内側面，肘頭内側面に向かう線維である．
- 上記の骨指標において，①前部線維束（前斜走線維），②後部線維束（後斜走線維）および③横走線維束（横走線維）から構成され，前部線維束が最も強靱といえる．

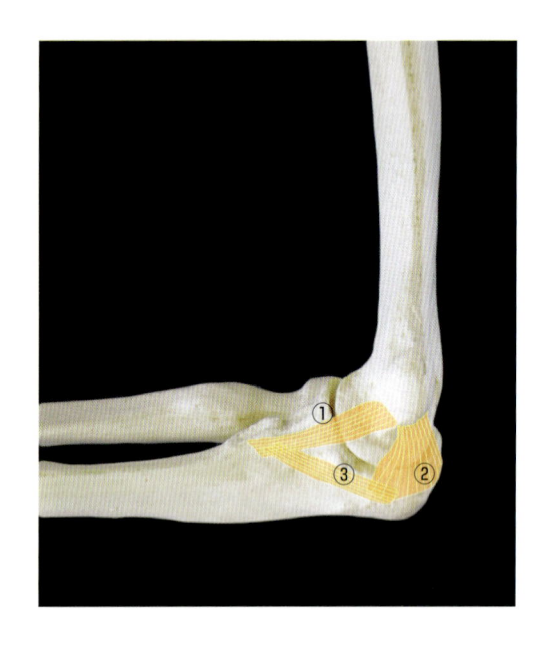

■ 触診法

- 尺側側副靱帯（前斜走線維）の位置を示す．

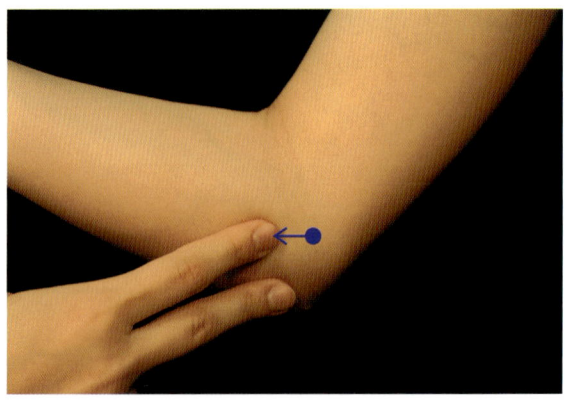

① 肘関節90°屈曲位で，上腕骨内側上顆から尺骨鉤状突起内側面の領域に触知できる．
② この部位に指をあてたまま肘を伸展すると，前斜走線維の緊張が触知できる．

尺側側副靱帯損傷

■ 発生要因

尺側側副靱帯（UCL）は前斜走・後斜走・横走線維で構成され，中でも前斜走線維が重要な役割を果たしている．柔道やラグビーなどで外反強制されて受傷することが多い．重症例では尺骨神経の症状を伴うことがある．単純X線画像により，橈骨頭骨折，上腕骨内側上顆の裂離骨折，あるいは尺骨鉤状突起裂離骨折等の有無を確認する．臨床所見で不安定性が確認できればストレス撮影を行う．

症例　19歳　男性　尺側側副靱帯損傷　サッカー

サッカーのプレー中に腕を後方に持っていかれて受傷する．可動域制限，視診上の変形はなく，圧痛は内側上顆に限局していて，明らかな外反不安定性は認めなかった．単純X線画像で骨折を認めず，MRI画像（冠状断像）にて尺側側副靱帯（UCL）の連続性を確認できた（図左）．STIR画像でUCL周囲に炎症を示す高信号を認めたため，軽傷の靱帯損傷と判断した（図右）．

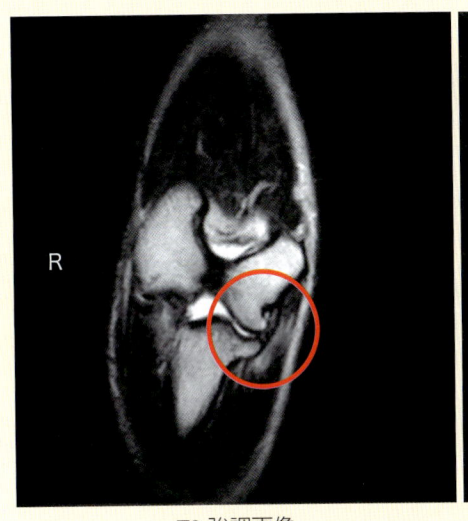

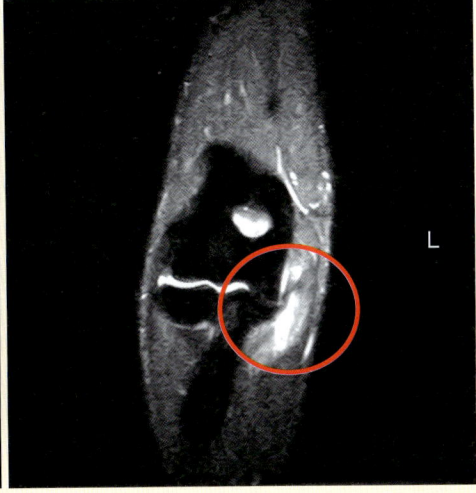

T2強調画像　　　　　STIR画像

● 尺側側副靱帯損傷（MRI画像；冠状断像）
T2強調画像：連続した尺側側副靱帯を確認できる（○印）．
STIR画像：尺側側副靱帯周囲に炎症を示す高信号域がみられる（○印）．

臨床の鍵

▶ 圧痛は内側上顆の遠位に限局される．
▶ 不安定性を確認する場合，肘関節0°および30°屈曲位で行うこと，左右差を確認することが重要である．
▶ 肘関節に関しての外傷歴を聴取しておく．

第2章 肘・前腕部

5 尺骨神経

要点

尺骨神経を触知できる部位は，上腕骨内側上顆と尺骨肘頭の間にある領域である．この部位の解剖学的特徴は，尺側手根屈筋の腱膜で構築されたトンネル内に尺骨神経が走行するという特徴をもつため，絞扼障害や神経炎を発生しやすい．臨床的には，投球により生じる尺骨神経炎が挙げられる．投球により第4，5指にしびれが発生し，投球数を多くするほどしびれが強くなって握力も低下し，満足のいく投球ができなくなる．同様なことは，バドミントンなどのラケット競技でもみられる．

一方，スポーツ以外に中・高年者では，肘部管症候群にも注意を要する．

骨指標と触診法

■ 骨指標

- 尺骨神経を示す．
- 尺骨神経は内側上顆を目安に，その直下にみられる陥凹（肘部管）を走行する．
- 肘関節屈曲位で，内側上顆と肘頭間を目安とする．

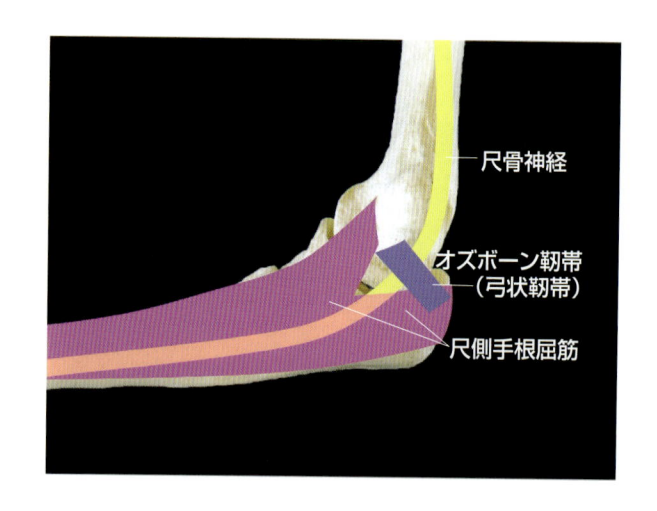

■ 触診法

1. 肘関節90°屈曲位で，内側上顆と肘頭を確認する．指をその陥凹に入れ，左右に軽く移動させると軟性の索状物を触知できる．
2. 尺骨神経溝（上腕骨内側上顆の直下）と尺側手根屈筋起始部の2頭間に張るオズボーン（Osborne）靱帯の下を通る．このトンネルは伸展性に乏しいため絞扼による神経障害をきたしやすい．
3. 肘関節屈伸の際，尺骨神経の亜脱臼がないかを確認する（亜脱臼があると尺骨神経炎を起こしやすい）．

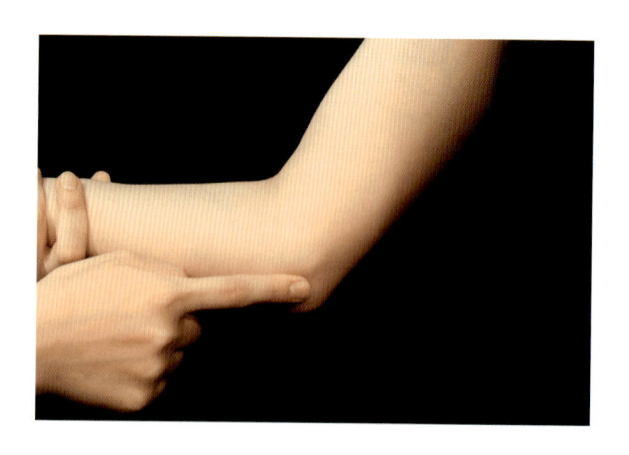

尺骨神経炎

■ 発生要因

　肘関節の最大屈曲，あるいは肘外反位での過使用（over use）により神経に摩擦や牽引作用が生じて尺骨神経炎を発生する．野球では，肩関節最大外転・外旋位（加速期）で肘関節が外反を強制されて，尺骨神経は最大に伸張される．肘関節屈曲120°以上ではさらに伸張されるといわれている[1]．臨床症状としては，第4, 5指のしびれや，手の巧緻運動障害，握力低下によるボールのすっぽ抜けなどが出現する．

症例　14歳　男性　尺骨神経炎　野球

　4カ月前より右肘内側に痛みが出現する．最近，投球数が20球を超えると，第4, 5指のしびれ，前腕の脱力が生じて，ボールのすっぽ抜けが多くなった．投球による尺骨神経炎を疑った．臨床的に尺骨神経の亜脱臼と肘部管にチネル徴候を認めた．初診時のX線画像からは異常を認めなかった（図）．

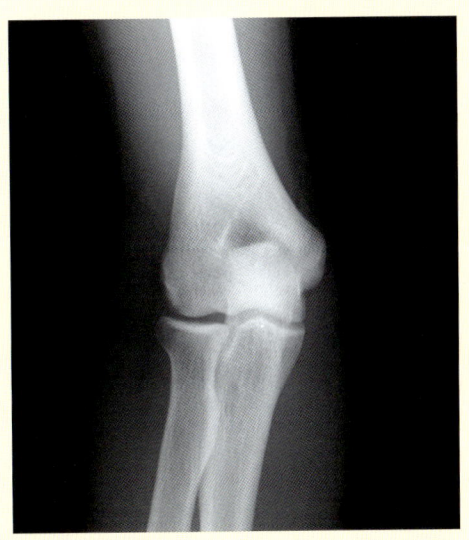

● X線画像
肘関節に変形などは認められない．

臨床の鍵

- ▶ 第4, 5指の"しびれ感"，異常知覚の有無を健側とで比較する．
- ▶ 肘部管における尺骨神経の亜脱臼が潜在していることもある．
- ▶ 発症から長期に至っている場合，小指球に萎縮を認める．

5. 尺骨神経

> **参照事項**
>
> **尺骨神経炎の特徴**
> ①投球動作により第4, 5指に"しびれ"が出現する．
> ②臨床所見として，第4, 5指の知覚異常，握力低下，肘部管でのチネル徴候が挙げられる．
> ③投球による尺骨神経炎では，神経伝導速度の低下はみられないことが多い．
> ④MRI画像から，所見を確認することはできない．
>
> 　以上の特徴から，投球による尺骨神経炎と中・高年でみられる肘部管症候群は，発生機序，臨床所見，画像診断などで相違点があり，区別して考える必要がある．

文　献

1) Aoki M, Takasaki H, Muraki T, et al：Strain on the ulnar nerve at the elbow and wrist during throwing motion. *J Bone Joint Surg*, 87-A：2508-2514, 2005.

第2章 肘・前腕部

6 肘　頭

要　点

　肘頭は，尺骨後方の近位端で最も尖った丸みのある突出部である．肘伸展時，肘頭は上腕骨肘頭窩に入り込むため，骨性の衝突をする．肘頭には上腕三頭筋腱が付着し，肘伸展時に腱の隆起を触知できる．臨床上は，投球などの肘関節伸展動作で，肘頭が肘頭窩に衝突を繰り返すことにより，若年者では肘頭の疲労骨折を発生し，経歴が長い選手では骨棘形成と増殖が進み，肘関節の伸展制限の原因となる．

骨指標と触診法

■ 骨指標

- 肘頭を示す．
- 尺骨後方の近位端で最も突出した部分であり，上腕三頭筋腱が停止している．

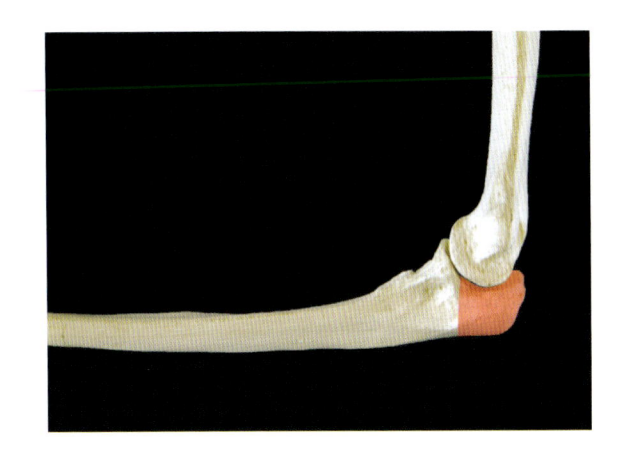

■ 触診法

- 肘頭の位置を示す．

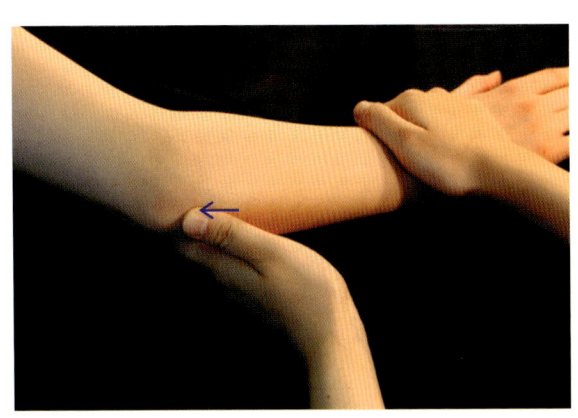

① 肘屈曲位で尺骨後面を近位に移動すると肘頭を触知できる．

6. 肘　頭

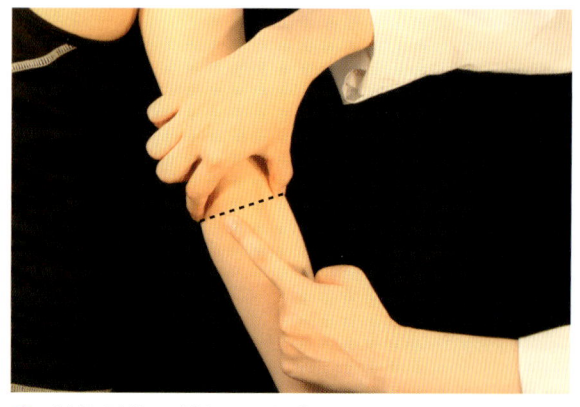

② 肘伸展位で外側上顆，内側上顆を結んだライン上に骨隆起として触知できる（ヒューター線）．

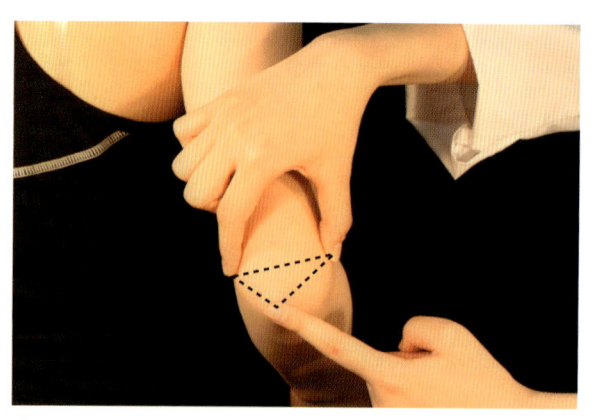

③ 肘屈曲位で外側上顆，内側上顆を結んだラインとその下方で，二等辺三角形を呈する頂点にあたる骨隆起として触知できる（ヒューター三角）．

野球肘（後方型）（肘頭疲労骨折，肘頭骨端線離開）

■ 発生要因

野球による投球動作を繰り返すことで発生するとされるが，発症機転には諸説がある．上腕三頭筋による牽引ストレス，投球時の外反，過伸展ストレスなどが挙げられる．野球肘（後方型）の症例では，尺側側副靱帯や上腕骨小頭の障害を合併していることも多いので注意が必要である．特に成長期では，両側の単純X線画像を比較することが鍵となる．

症例　16歳　男性　肘頭疲労骨折　野球

3週間前より，ピッチングで右肘伸展時に疼痛が出現する．内側上顆部，肘外側部には圧痛は認めないが，肘頭部に圧痛を認めた．肘関節に伸展制限と伸展時痛を訴えていた．単純X線画像から，肘頭部に骨折線を認めたため肘頭疲労骨折と診断された（図）．

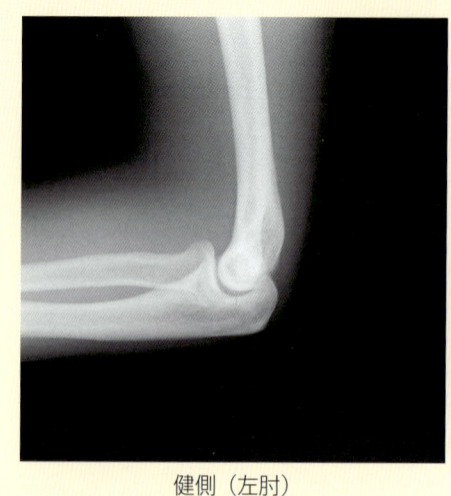

健側（左肘）　　　患側（右肘）

● 肘頭疲労骨折

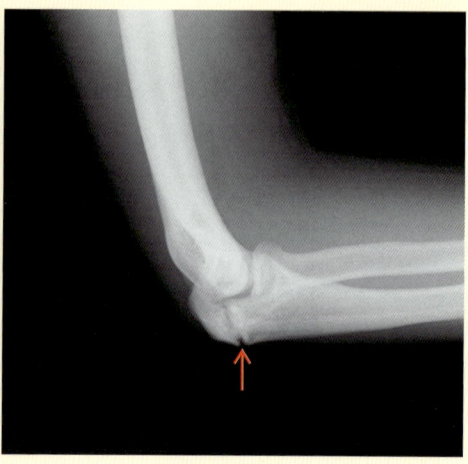

6. 肘　頭

> **臨床の鍵**
> - 野球肘は成長期に発生するため，単純 X 線画像では必ず両側の X 線画像を比較することが鍵である．
> - 本人の訴えが肘頭部にあるとは限らない．肘関節後方に痛みを訴え，また，伸展制限および伸展時痛がみられれば本疾患を疑う．
> - 内側側副靱帯の障害，内側上顆骨端線離開，小頭の離断性骨軟骨炎を合併していることがあり，それぞれの確認が必要である．

> **注意すべき疾患**　肘頭滑液包炎
> 　肘頭滑液包は肘頭の皮下に存在するが，明確に触知できるわけではない．打撲などの外力によって炎症や出血を生じた場合，肘関節屈曲により著明な腫脹がみられる（図）．本疾患はスポーツによる直達外力や繰り返しの打撲，さらに日常生活で常時肘をつく動作を行う人にみられる．通常は無痛性であるため気づかないことがあるが，外傷性や細菌感染を原因とする場合は熱感と疼痛が発生する．
>
> ● **右肘頭滑液包炎の外観**
> 右肘頭から肘頭窩にかけて著明な腫脹を認める（矢印）．

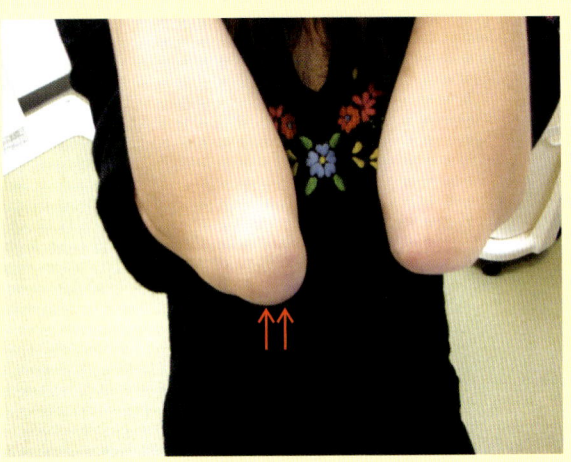

第 2 章　肘・前腕部

7　ヒューター線・ヒューター三角

> **要 点**
>
> 　肘関節を後方よりみた場合，肘関節伸展位では内側上顆，外側上顆，肘頭の 3 点が一直線上（ヒューター線）にあり，肘関節 90°屈曲位では二等辺三角形（ヒューター三角）を呈する．いずれも，この関係は肘関節後方脱臼時に乱れるが，上腕骨顆上骨折等の骨折で乱れることはない．臨床上，両者の判断指標として用いられる．

骨指標と触診法

■ 骨指標

- ヒューター線を示す（図左）．
- ヒューター線は，肘関節完全伸展位で内側上顆，外側上顆を結んだライン上に尺骨肘頭が位置している．
- ヒューター三角を示す（図右）．
- ヒューター三角は，肘関節 90°屈曲位で内側上顆，外側上顆，肘頭の 3 点が肘頭を頂点とした二等辺三角形を呈している．

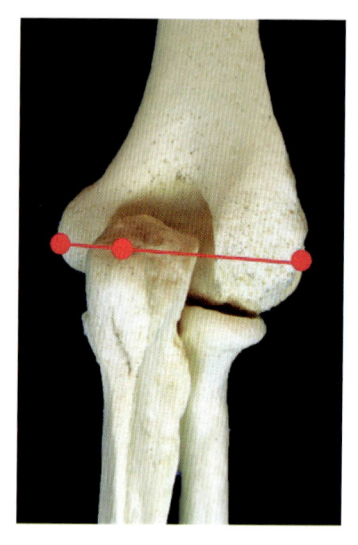

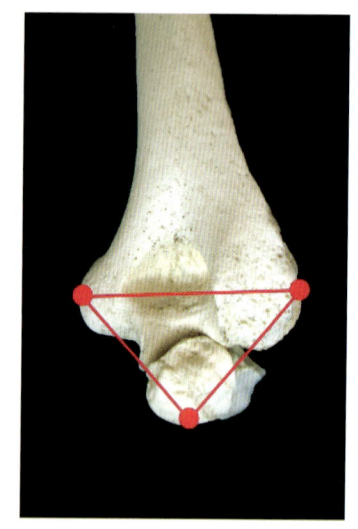

■ 触診法

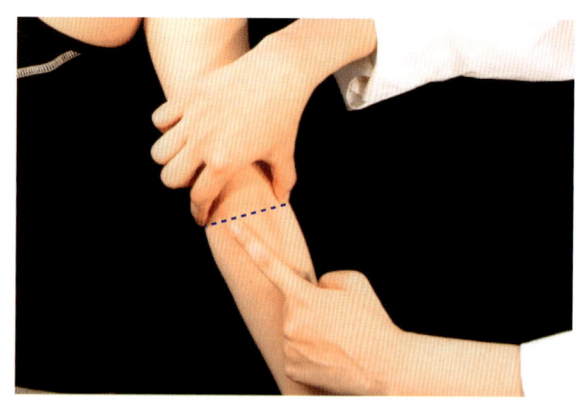

① ヒューター線は，肘関節完全伸展位で内側上顆，外側上顆のライン上に肘頭が存在することを触知する．

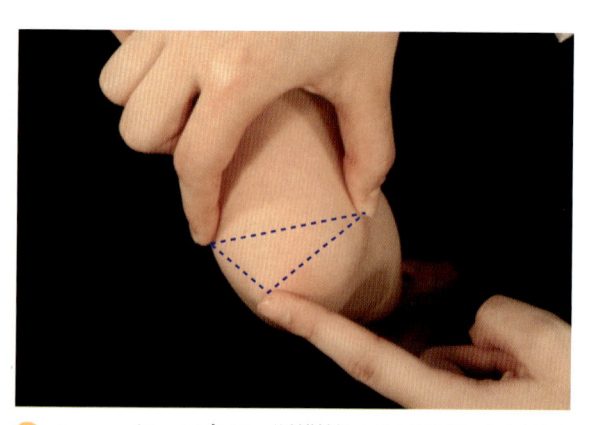

② ヒューター三角は，肘関節 90°屈曲位で内側上顆，外側上顆，肘頭で形成されており，肘頭を頂点とした二等辺三角形として触知できる．

肘関節後方脱臼

■ 発生要因

スキーや柔道，サッカーなどの転倒で手掌をついたとき，肘関節が過伸展されて発症することが多い．脱臼時に鉤状突起骨折，内側上顆骨折，側副靱帯損傷を合併することがあり，また，上腕動脈，正中神経が走行していることから，整復の前後で脈拍や神経症状の確認が必要である．

症例　男性　16歳　左肘関節後方脱臼　体操

側転しようとして足が滑り，バランスを崩した際に手をついて受傷する．肘関節部に変形，腫脹を認め，触診にてヒューター三角が乱れていた（図1中央）．しびれ感はなく，知覚異常も認めなかった．単純X線検査で肘頭が後方に転位しており，肘関節後方脱臼と診断された（図2）．知覚異常はなく徒手整復をまず行った．その後，合併する骨折のチェックのためCT検査を行い，鉤状突起骨折がないことを確認した．

健側　　　患側（後方より）　　　患側（側面より）

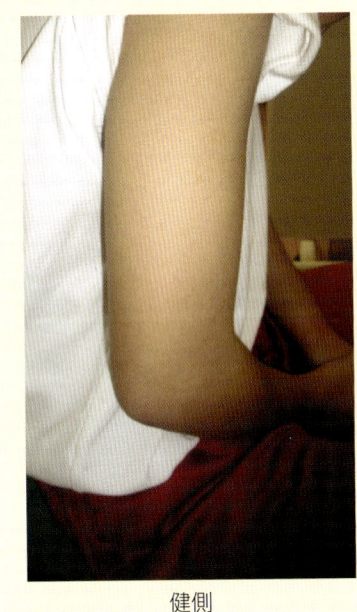

● 図1　肘関節後方脱臼の外観

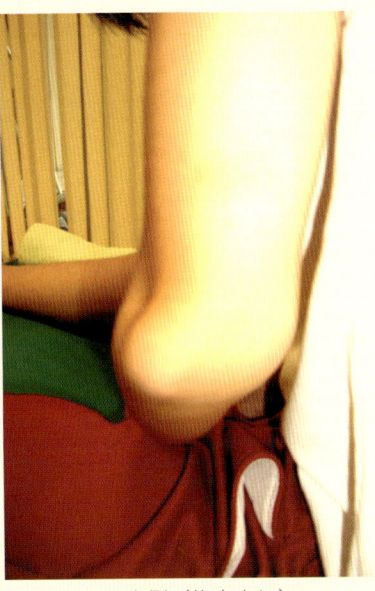

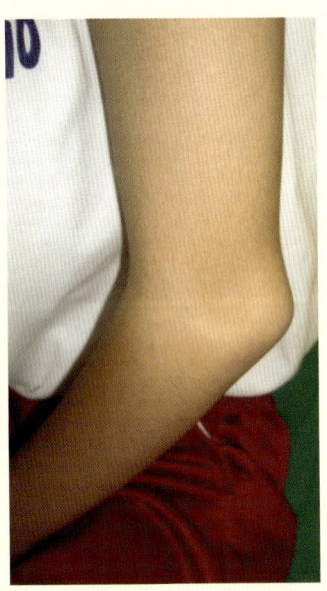

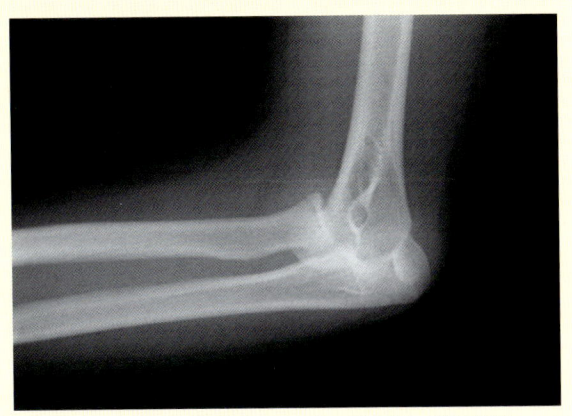

● 図2　肘関節後方脱臼の単純X線画像（側面像）
肘頭が後方へ脱臼している．

7. ヒューター線・ヒューター三角

> **臨床の鍵**
> ▶ 肘関節の脱臼の多くは後方脱臼である．
> ▶ 弾発固定があり，外観上，明らかな変形を認めるため診断は容易である．
> ▶ 神経損傷の可能性があるため，手指のしびれ，知覚異常を確認する．
> ▶ 整復後は側方動揺性と鉤状突起骨折の有無を確認する．
> ▶ 整復が困難なケースでは軟部組織の介在が考えられる．

第2章　肘・前腕部

8 尺骨骨幹部

要点

尺骨は肘関節において屈伸運動に関わり，手関節レベルでは前腕の回旋運動に関わる．特に，肘関節で過伸展が繰り返し強制された場合，肘頭と肘頭窩間において痛みが生じたり，逆に屈筋群の過使用によって骨幹部に疲労骨折が発生する．

骨指標と触診法

■ 骨指標

- 尺骨骨幹部を示す．
- 前腕の後方で肘頭から遠位に指を滑らせると，円筒形の尺骨骨幹部を確認できる．
- 尺骨の内側に屈筋群，外側に伸筋群が走行し，両筋群を二分する位置にあたる．

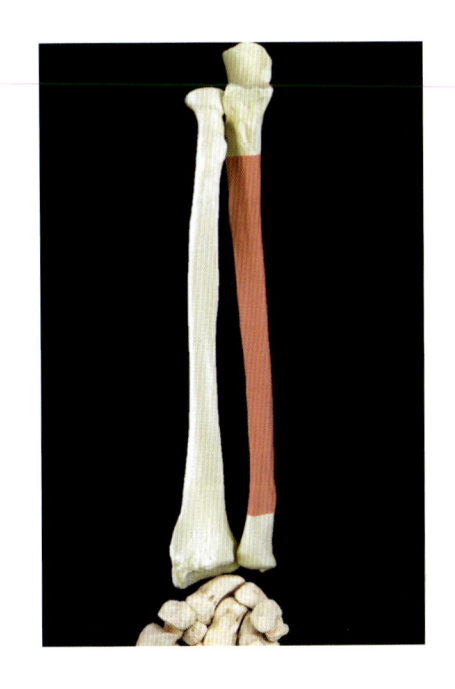

■ 触診法

1. 肘関節90°屈曲・前腕中間位とする．
2. 前腕の下方で，肘頭から小指に向かって指を滑らせると，丸みのある骨幹部を触知できる．
3. 同肢位で，尺骨茎状突起下部から近位に指を滑らせてもよい．

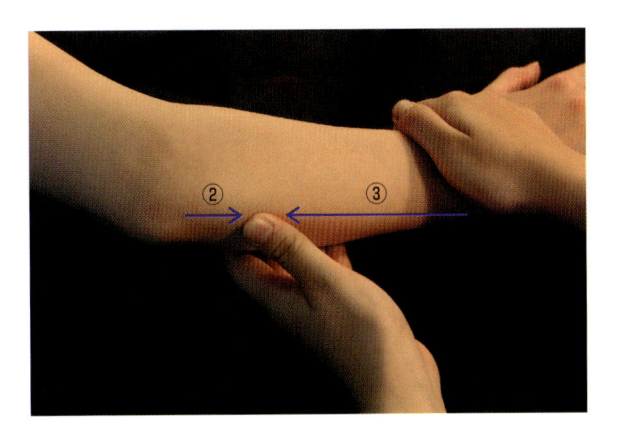

8. 尺骨骨幹部

尺骨疲労骨折（中央部）

■ 発生要因

　尺骨中央部に発生する，尺骨骨幹部の疲労骨折は，剣道，ソフトボール，バレーボールなどで報告されている．発生メカニズムはそれぞれのスポーツ種目特性に応じ，使用する筋肉群（前腕屈筋群）による牽引力や捻れによる．

　臨床症状は局所の腫脹と圧痛が認められ，患部の安静で治癒する．

症例　13歳　女性　右尺骨疲労骨折　ソフトボール

　ソフトボールの投球時，右前腕を腰部に当てる際に痛みが強くなる．安静時痛（ズキズキする痛み）があり，投球時はさらに強い痛みを伴う．右尺骨骨幹部に圧痛・腫脹が著明であった．単純X線画像にて右尺骨骨幹部に仮骨形成を認めたため，尺骨疲労骨折と診断した．経過観察中に骨折線が明瞭となった（図）．

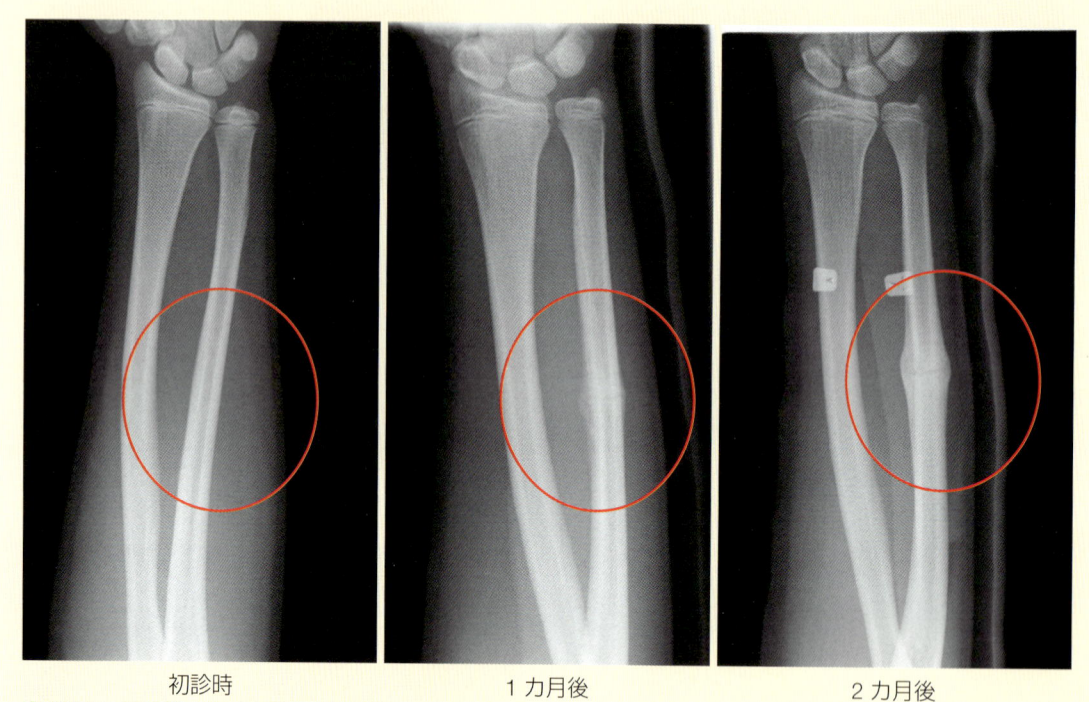

初診時　　　　1カ月後　　　　2カ月後

● 単純X線画像　いずれも正面画像
　初診時に目立った所見はなく，時間の経過とともに仮骨形成が明らかになってきた．

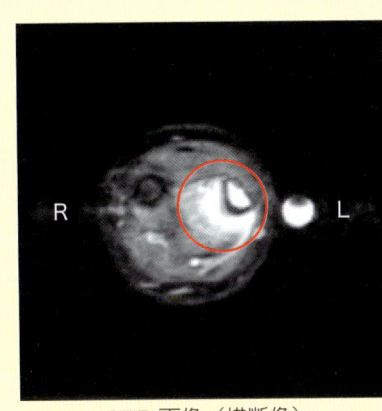

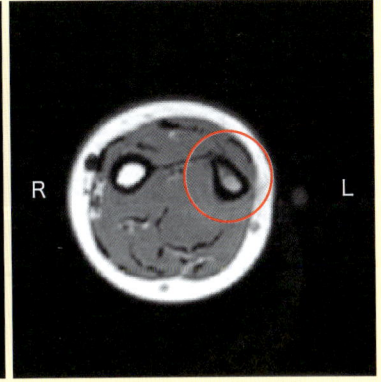

> **臨床の鍵**
> - ソフトボール，剣道，テニス，ウェイトリフティングなど，様々な競技でみられる．各々，発症メカニズムは異なっており，直達的に繰り返される外力，介達的に，屈筋群の収縮応力が加わるなどが考えられる．
> - 限局した圧痛，腫脹，運動痛を伴う．多くは患部の安静によって治癒に至る．
> - 早期診断には MRI 検査が有効である（図）．
>
> STIR 画像（横断像）　　T1 強調画像（横断像）
>
> ● 尺骨疲労骨折の MRI 画像
> STIR 画像では尺骨骨髄内，および骨周囲に高信号を認める．T1 強調画像では尺骨骨髄内に低信号を認める．

文　献

1) 武藤芳照・他：スポーツにおける尺骨疲労骨折の発生機転の検討．東日スポーツ医会誌，2：98-102，1980．
2) Evans DL：Fatigue fractures of the ulna. *J Bone Joint Surg*, 37-B：618-621, 1955.

第3章 手・指部

1 橈骨遠位端部

要点
橈骨遠位端部は骨皮質が薄く海綿骨が多い特徴があり，年齢を問わず骨折が多い．

骨指標と触診法

■ **骨指標**

- 橈骨遠位端部を示す．
- 橈骨の橈側，あるいは前腕の背橈側から遠位方向に指を滑らせると触れる骨膨隆がある．橈骨遠位端の背側から1横指近位にはリスター結節を触れ，長母指伸筋腱が触知できる．

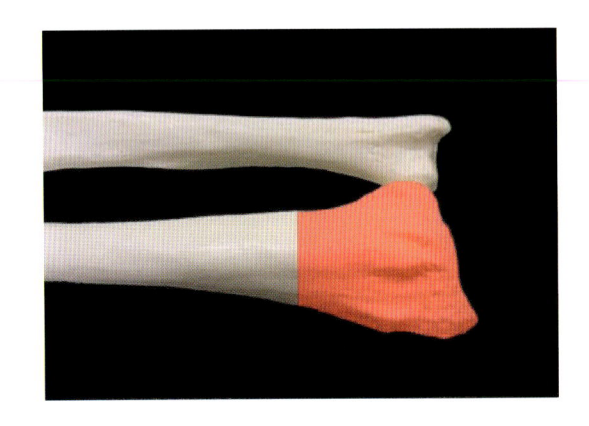

■ **触診法**

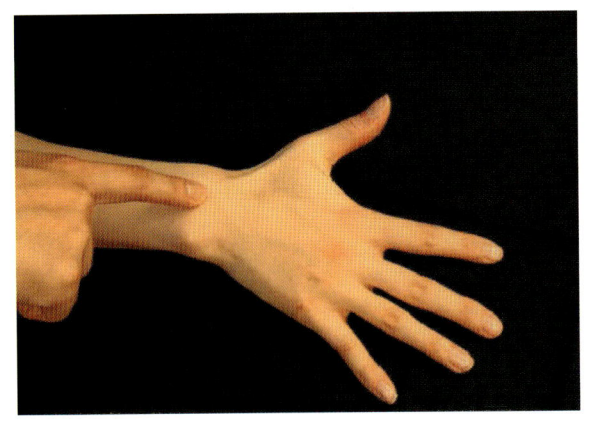

① 橈骨遠位端の背側に指をあて，指を上下に移動すると尖った骨隆起（リスター結節）を触知でき，橈骨遠位端の目安となる．

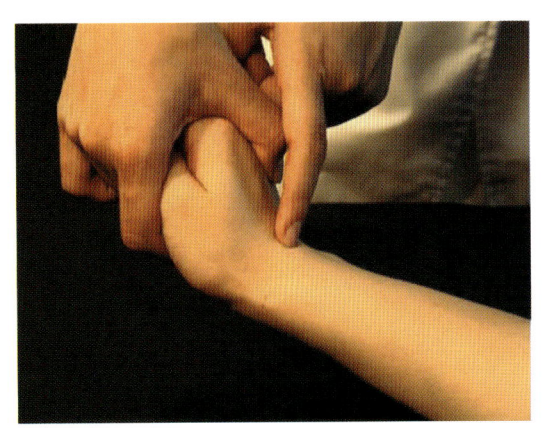

② 手関節を掌屈・背屈，あるいは橈屈・尺屈すると，橈骨の遠位端に陥凹（橈骨手根関節）を触知できる．この陥凹の遠位部には近位手根列が位置している．

1. 橈骨遠位端部

橈骨遠位端骨折

■ 発生要因

　スポーツのプレー中に転倒して手をついた際に発生することが多く，全骨折の約10％を占める．好発年齢は，10歳前後の小児と65歳以上の女性に二分され，小児では骨端線損傷が多い．その多くは関節外骨折であるが，関節内骨折では橈骨手根関節の機能障害を生じやすいことから，初診時の評価は重要である．また，舟状骨骨折を合併していることもあり，経過観察が必要である．

症例1　12歳　男性　左橈骨遠位端骨折　バスケットボール

　バスケットボール中に相手選手と接触して地面に手掌をついた．左橈骨遠位端部に腫脹・圧痛があり，単純X線画像にて橈骨遠位端骨折を認めた．知覚異常は認めなかった．

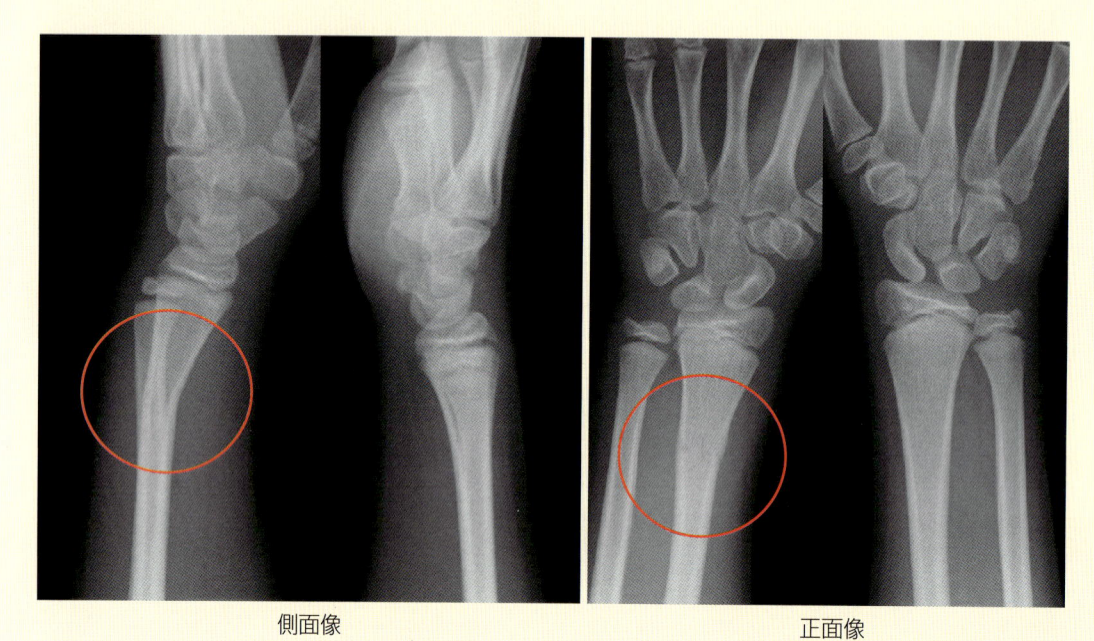

側面像　　　　　　　　　　　　　　正面像

● 単純X線画像
　側面像から，橈骨遠位端部が屈曲変形していることがわかる．正面像から，橈骨遠位端部に明らかな骨折線を認める．

症例2　16歳　男性　右橈骨遠位端の骨端線損傷　野球

　野球の練習中，打球を追っていてチームメイトとぶつかり，右手関節部に痛みが出現する．右橈骨遠位端部に圧痛が著明であり，変形を認めた．手指のしびれ感はなく，手指の可動域も良好であった．単純X線画像にてソルターハリスⅡ型と判断した．徒手整復を行い，保存療法で経過観察とした．

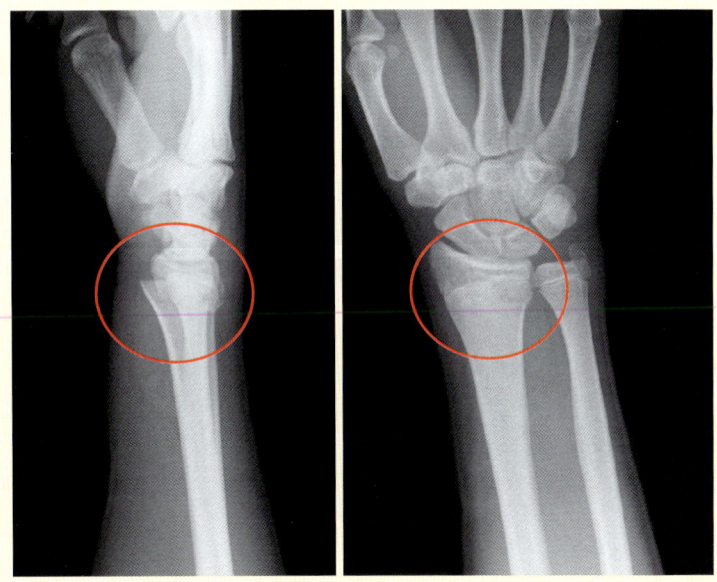

側面像　　　　　　正面像

● 単純X線画像
　側面像より，骨端線部にて遠位部が背側転移していることがわかる．
　正面像の骨折線よりソルターハリスのⅡ型を認める．

臨床の鍵

▶ 運動中の接触や転倒の際に手をついて受傷することが多い．
▶ 手指のしびれなど，知覚障害を確認する．
▶ 治癒過程において，長母指伸筋腱断裂を生じることがあることを説明しておく（骨折の転位が少ない場合に多い）．
▶ 舟状骨骨折，尺骨茎状突起骨折，遠位橈尺関節損傷の合併の有無を確認しておく．

1. 橈骨遠位端部

> **注意すべき疾患** 交叉性腱鞘炎 (intersection syndrome)
>
> 手関節背側の近位 40〜50 mm 付近で，長・短橈側手根伸筋腱は長母指外転筋腱・短母指伸筋腱の下層で交叉するが，この部位で摩擦性の腱鞘炎をおこすことがある．特に，前腕回内・回外運動を頻繁に繰り返した場合，上記の腱交叉部に圧痛，腫脹，握雪音（礫音）を触知する．いわゆる，過使用症候群といわれるもので，カヌー，テニス，スキーなどの競技にみられる．ド・ケルバン（De-Quelvain）腱鞘炎との鑑別が必要である．

参照事項

腱交叉部とその解剖

前腕背側で手関節近位 40〜50 mm のところにみられる長・短橈側手根伸筋腱と長母指外転筋腱・短母指伸筋腱の交叉について，解剖図を示す（図）．

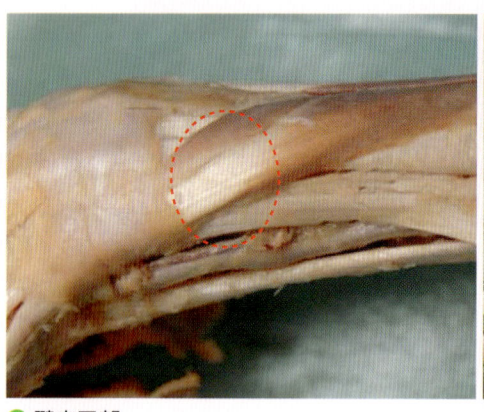

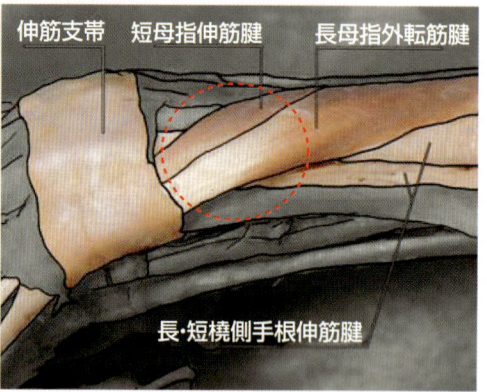

● 腱交叉部
伸筋支帯の下に長母指外転筋腱・短母指伸筋腱が走行し，さらに下方には長・短橈側手根伸筋腱を確認できる．

第3章 手・指部

2 遠位橈尺関節

要点

尺骨頭と橈骨の尺骨切痕とで構成される関節である．前腕の回内と回外に関与する．スポーツのプレー中，手をついた際に遠位橈尺関節の背側脱臼をおこすことがある[1]．

骨指標と触診法

■ 骨指標

- 遠位橈尺関節を示す．
- 前腕の遠位端に位置しており，尺骨頭と橈骨尺骨切痕により構築されている．
- 尺骨茎状突起の高さで，前腕の回旋に従って主に"滑り運動"を行う車軸関節である．

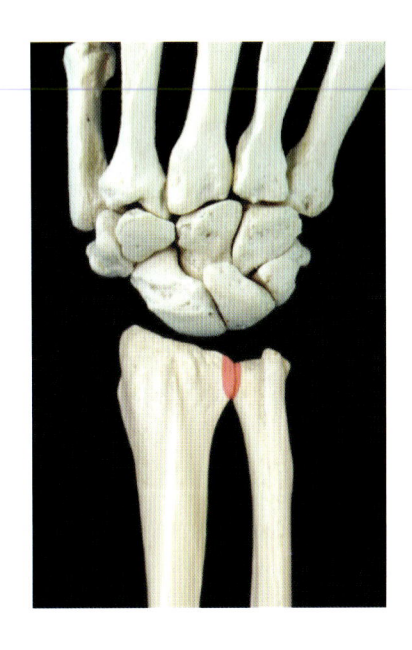

■ 触診法

1. 尺骨頭の触知は，前腕回外位（解剖学的肢位）で尺骨茎状突起の橈側に指をあて，前腕をゆっくり回内させることで背側に膨隆してくる小突起である．
2. 尺骨頭の輪郭に指をあて，前腕を回内・回外させると遠位橈尺関節の動きを触知できる．

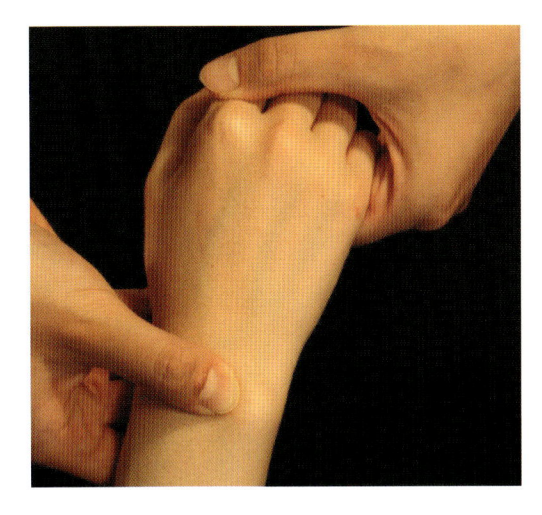

遠位橈尺関節脱臼

■ 発生要因

　明らかな外傷を原因とするもの，スポーツや持続的な仕事の繰り返しにより発症するものの 2 種類がある．多くは圧痛部位と画像検査から診断できる．完全脱臼では外観上の変形と可能域制限をきたす．また，単純 X 線画像から明らかであるが，亜脱臼の場合は判断が難しい．

症例　16 歳　男性　遠位橈尺関節脱臼　バスケットボール

　バスケットボールをしていて，レイアップ時にバランスを崩し，転倒して左手をつく．遠位橈尺関節部に圧痛が著明であり，回外動作で疼痛が誘発された．単純 X 線画像にて尺骨が外側に変位しており，遠位橈尺関節の脱臼と診断された（図）．

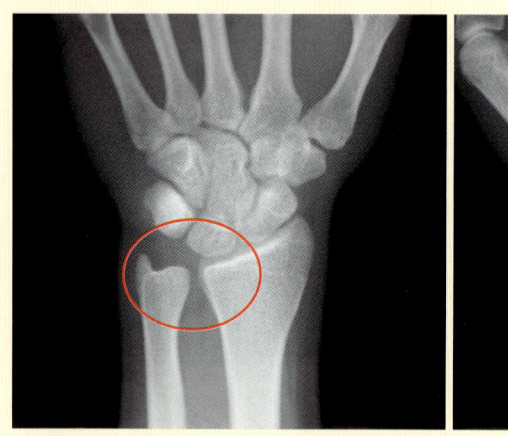

患側（左手）　　　健側（右手）

● 遠位橈尺関節脱臼の単純 X 線画像（正面像）
　尺骨の外側変位と遠位橈尺関節部の離開（○印）を認める．

臨床の鍵

遠位橈尺関節（DRUJ：dorsal radio-ulnar joint）の不安定性

▶ 前腕回内・回外・中間位で，橈骨，尺骨を左右の手でそれぞれ把持し，遠位橈尺関節の不安定性を評価する（ballottement test）．

▶ 尺骨の変位方向は，前腕回内位で尺骨頭が背側に位置し，さらに尺骨を掌側へ押し込むと沈み込みを確認できる（piano-key sign）．

▶ 亜脱臼を確認する方法は，前腕回外位での CT 検査において，尺骨が橈骨よりも背側に位置しているかを調べる．

文　　献

1）上羽康夫：手 その機能と解剖，改訂 2 版．金芳堂，2006．

第3章　手・指部

3　尺骨茎状突起

要点

　尺骨茎状突起は尺骨遠位端の小突起である．尺骨茎状突起の橈側には橈骨の尺骨切痕間に三角線維軟骨複合体（triangular fibrocartilage complex；TFCC）があって，遠位橈尺関節の安定性に関与している．また，橈骨遠位端骨折の際，尺骨茎状突起に骨折を合併することがあり，その際は手関節尺側に痛みをもたらすことがある．

骨指標と触診法

■ 骨指標

- 尺骨茎状突起を示す．
- 前腕回内位で手関節尺側・背側にみられる小突起である．

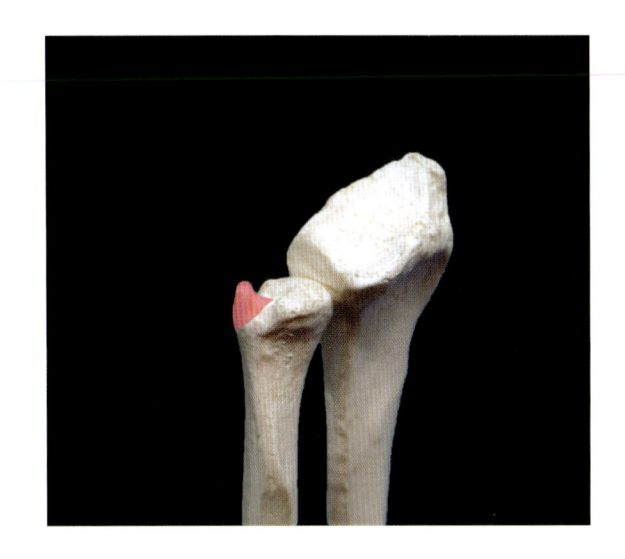

■ 触診法

1. 前腕回内位で尺骨遠位の背側に小隆起を触れる．
2. この肢位で，手関節を橈屈するとさらに小突起は明瞭になる．

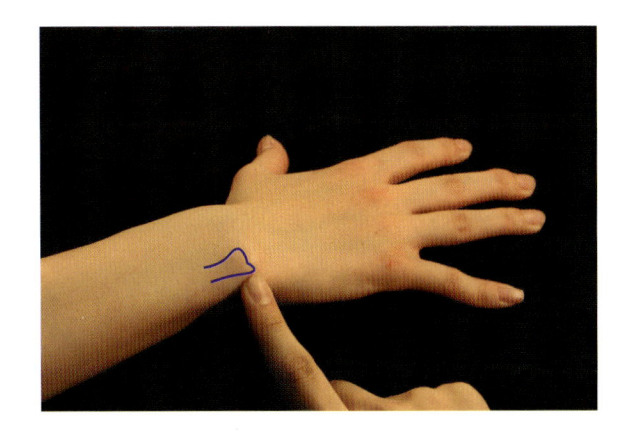

3. 尺骨茎状突起

TFCC 損傷

■ 発生要因

　TFCC（triangular fibrocartilage complex）は，尺骨切痕（橈骨）と尺骨茎状突起間にあって，関節円板，背側・掌側橈尺靭帯，尺側側副靭帯，尺側手根屈筋腱鞘，メニスカス類似体などの複合体として構成されている．ストレスに対する遠位橈尺関節の緩衝作用を担っている．ただし，加齢に伴う変性や，転倒時，あるいは，回内・回外ストレスの繰り返しなどの微少な外力によって損傷されやすくなる．MRI画像での読影は難しいとされ，関節造影を用いた遠位橈尺関節における造影剤の漏れが，断裂の診断に有効とされている．

症例　17歳　男性　TFCC 損傷　野球

　1週間前，ボールのキャッチや素振りの際に左手関節に疼痛が出現した．回外動作時に痛みが誘発され，DRUJ バロットメントテスト（DRUJ ballottment test）（＋），手関節尺側に圧痛を認めた．単純 X 線所見からは，尺骨の 2 mm プラスバリアント（plus variant）を呈していた．

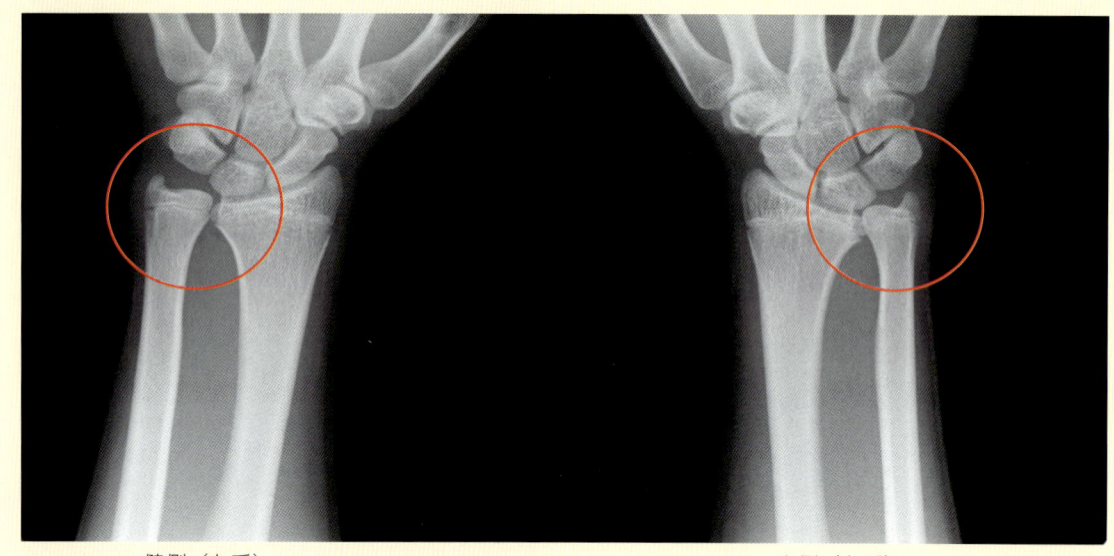

健側（左手）　　　　　　　　　　　　患側（右手）

● 単純 X 線画像（正面像）
　健側（左）に比べ，患側（右）の尺骨は，2 mm プラスバリアントを認める．

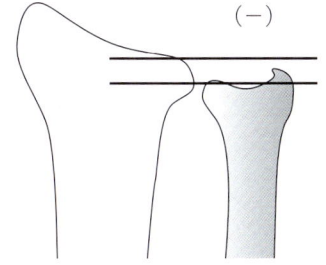

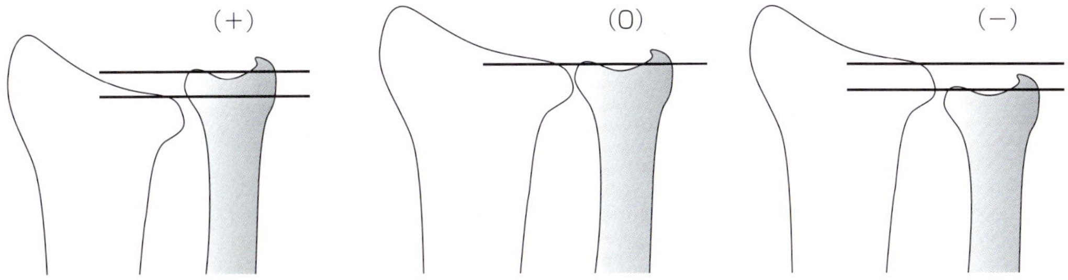

> **臨床の鍵**
>
> ▸ 手関節尺側部に痛みを訴える場合には本疾患を念頭におく．
> ▸ 手関節の回外でのクリック音とともに疼痛が発生すれば TFCC 損傷を強く疑う．
> ▸ 単純 X 線画像にて，尺骨が橈骨よりも相対的に長い場合（尺骨突き上げ症候群）に生じやすい． 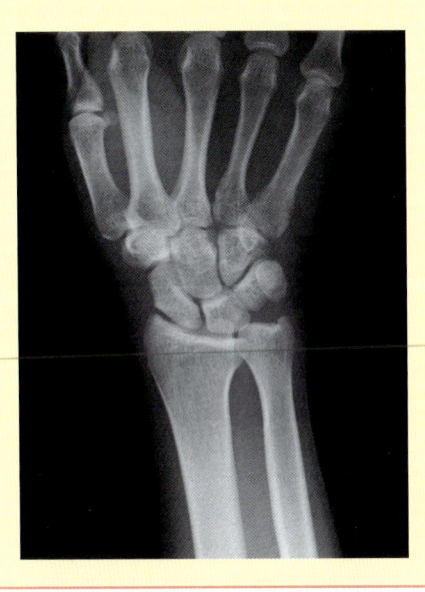
>
> ● 単純 X 線画像（正面像）
> この症例では，2 mm の尺骨プラスバリアントが認められる．

> **参照事項**
>
> 尺骨プラスバリアント
>
> 　橈骨関節面に対する尺骨関節面の相対的位置をいう．すなわち，橈骨関節面に対して尺骨関節面が遠位に長い場合，プラスバリアントと呼ぶ．その逆はマイナスバリアントである．ちなみに，プラスバリアントでは TFCC 損傷が多くみられる傾向がある．
>
> プラスバリアント　　　　ニュートラルバリアント　　　　マイナスバリアント
> （plus variant）　　　　（neutral variant＝zero variant）　（minus variant）
> 尺骨遠位端が長いもの　　両者が等しいもの　　　　　　　尺骨遠位端が短いもの
>
> ● 橈骨と尺骨の遠位端の長さの比較

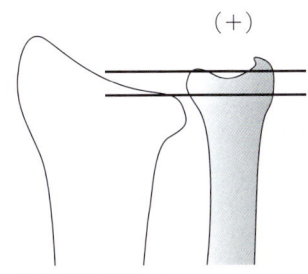

第3章 手・指部

4 尺側手根伸筋腱

要点

尺側手根伸筋腱は，手関節の背側・尺側における安定機構として重要である．尺骨茎状突起尺側の溝を通過するが，同部位は比較的薄い線維性結合組織によって覆われており，腱炎や腱脱臼を生じることがある．ちなみに，この筋は上腕骨外側上顆・尺骨後面の橈側の2頭で起始し，小指に向かって前腕を斜めに下がって第5中手骨底背側に付着する．

骨指標と触診法

■ 骨指標

- 尺側手根伸筋腱を示す．
- 尺側手根伸筋腱は上腕骨外側上顆と尺骨後面（肘頭の橈側）の2カ所から起始している．
- 尺側手根伸筋腱は尺骨茎状突起背側の陥凹（第6区画）を通過する．

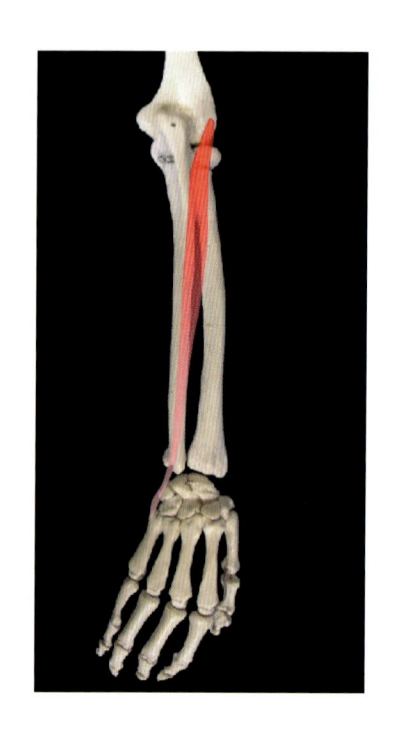

■ 触診法

1. 上腕骨外側上顆に指をあて，手関節を背屈・尺屈したときに強い収縮を触知できる．遠位にたどると，尺骨茎状突起の尺側に腱を確認できる．
2. 尺骨茎状突起の尺・背側に指をあて，背屈・尺屈，あるいは橈・尺屈運動を加えると，緊張した尺側手根伸筋腱を触知できる．点線は尺側手根伸筋の走行を示す．

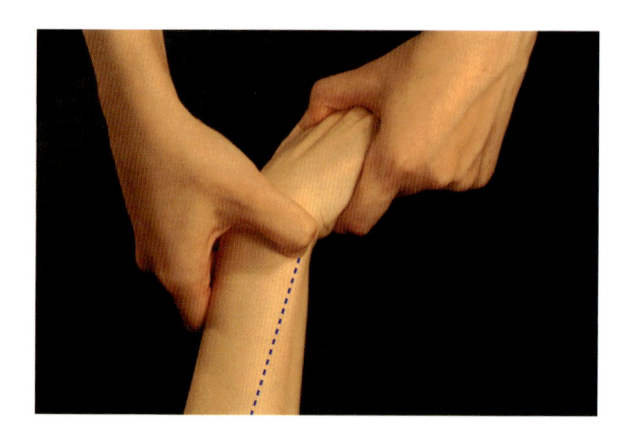

尺側手根伸筋腱鞘炎・脱臼

■ 発生要因

　手関節周囲における腱炎，腱鞘炎としては，第1区画の長母指外転筋・短母指伸筋腱が一般的であるが，尺側手根伸筋腱（extensor carpi ulnaris：ECU）の腱炎もしばしばみられる．主に尺屈位での回内・回外動作の繰り返しによる摩擦から腱鞘炎が発生する．部位は，尺骨茎状突起尺側の陥凹（fibro-osseous tunnel）であり，この部位に圧痛がみられる．まれに ECU 腱が背側に脱臼する（図）．

症例　30歳　男性　尺側手根伸筋腱脱臼　腕相撲（アームレスリング）

　腕相撲をしていて，力を入れた際に「バチン」という音とともに右手関節尺側に疼痛が出現する．徐々に腫れが出現し，手関節を回外すると尺側手根伸筋腱が脱臼するのが確認された（図）．
　その後，回外動作にて容易に脱臼するも，日常生活に大きな支障がないことから保存療法にて加療を行った．

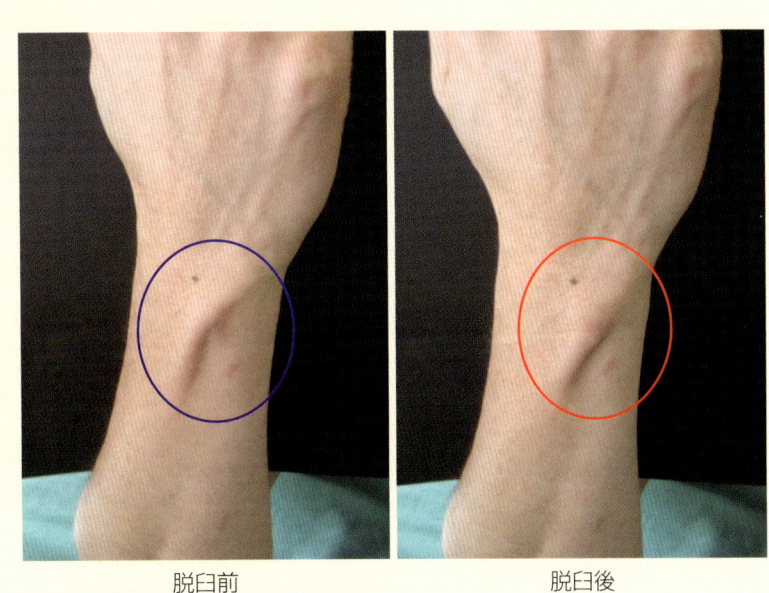

脱臼前　　　　　　　脱臼後

● **右尺側手根伸筋腱脱臼の外観（陳旧例）**
前腕回外に至る直前に腱脱臼はなく（左），完全回外位にすると腱は脱臼する．ECU 腱が尺骨茎状突起を乗りこえて橈側へ脱臼するのを触知できる．

臨床の鍵

▶ 手関節背屈・尺屈位で ECU 腱の亜脱臼を確認するテストとして，合掌回外テストが有効である．胸の前で手を合わせた状態から指先が下を向くように尺屈回外させると，疼痛と腱脱臼が生じる．また，抵抗により疼痛が誘発される．
▶ ECU 腱に沿って腫脹，圧痛を認める．
▶ 尺側手根屈筋腱炎以外に橈側手根屈筋・伸筋腱炎もみられる．
▶ 遠位橈尺関節（DRUJ）が不安定になっていると，ECU 腱に負担がかかり炎症が起こりやすい．

第3章 手・指部

5 指伸筋腱

> **要 点**
>
> 指伸筋腱は，第2～5指MP関節の伸展を主な作用とする．各腱はMP関節の近位（手背部）で腱間結合によって連結されている．
>
> 臨床的には，ボクサー，空手などで，こぶし部（MP関節背側）を繰り返し打撲することにより，中手骨頭背側で腱の側方滑動を抑制している矢状索が損傷され，伸筋腱は尺側脱臼を生じて疼痛を伴い，指伸展時に支障をきたす．

骨指標と触診法

■ 骨指標

- 指伸筋腱を示す．
- 上腕骨外側上顆から起始し，伸筋腱膜展開部，中央索を経て第2～5指末節骨に側索，終止腱と名称を変えて停止する．
- 指伸筋腱は第4区画を通過する．

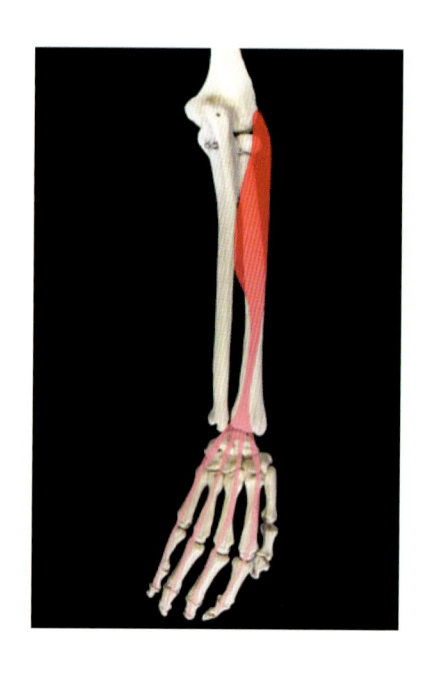

■ 触診法

1. 第2～5指のMP関節を過伸展させると腱の隆起を触知できる．

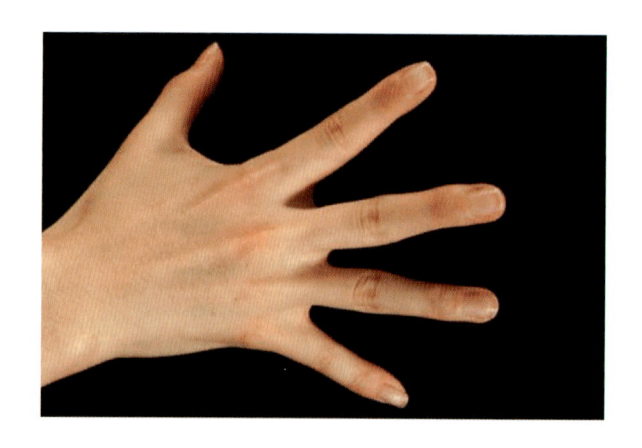

指伸筋腱脱臼

■ 発生要因

中手骨頭の背側を挫傷すると背側・伸筋腱帽（dorsal extensor hood）の中の矢状索が破綻し，関節包の背側が破れて伸筋腱は尺側に脱臼するようになり，疼痛を伴うことが多い．最も多いのは第3指であり，次いで第2指といえる．

症例　17歳　男性　第3指伸筋腱脱臼

握りこぶしで壁を叩いた際に，右手背部に強い痛みが出現する．手背部に腫脹を認め，手指を動かすと第3指伸筋腱が尺側に脱臼，同時に強い疼痛が確認された．単純X線画像では異常を認めず，第3指の伸筋腱脱臼と診断された．

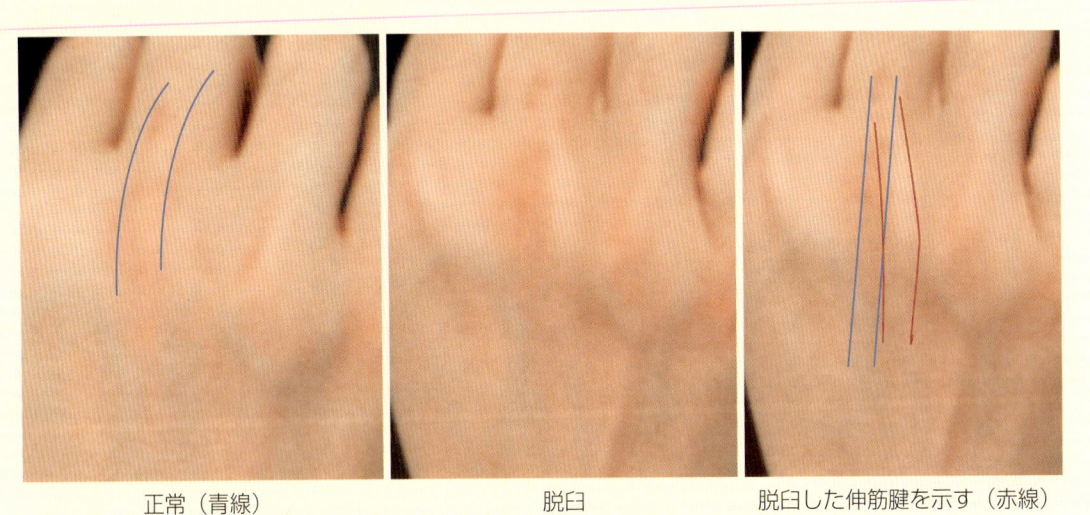

正常（青線）　　　　　脱臼　　　　　脱臼した伸筋腱を示す（赤線）

● 右第3指伸筋腱脱臼の外観
第3指に伸筋腱脱臼を認める．
正常と比較して，伸筋腱がMP関節部で尺側に脱臼している．

臨床の鍵

- ボクシングでのパンチ動作などで，指伸筋腱が脱臼することがある（外力による）．
- 外傷なく随意的に脱臼（先天性），あるいは関節リウマチ（RA）患者では伸筋腱帽（矢状索）の変性によって脱臼する．
- 第2，3指では，解剖学的運動軸が急峻であることが脱臼の原因となることが多い．
- 腱脱臼時（snapping）の痛みと強い腫脹がみられる．陳旧性となった後の受診も多い．

第3章 手・指部

6 スナッフボックス

> **要点**
>
> 母指を自動的に伸展，外転させると，長・短母指伸筋腱のレリーフがみえる．橈骨とこの2本の腱に囲まれる領域の直下には舟状骨が存在する[1]．

骨指標と触診法

■ 骨指標

- スナッフボックスを示す．
- 伸筋支帯の直下で第1区画（長母指外転筋・短母指伸筋腱）と第3区画（長母指伸筋腱）の間に陥凹が形成される．この陥凹がスナッフボックスである（★）．この直下に舟状骨を触知できる．

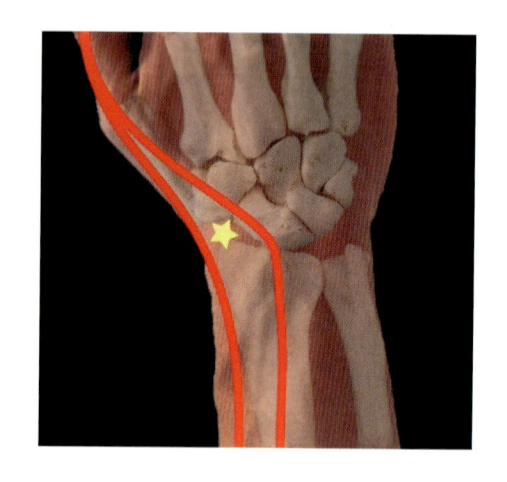

■ 触診法

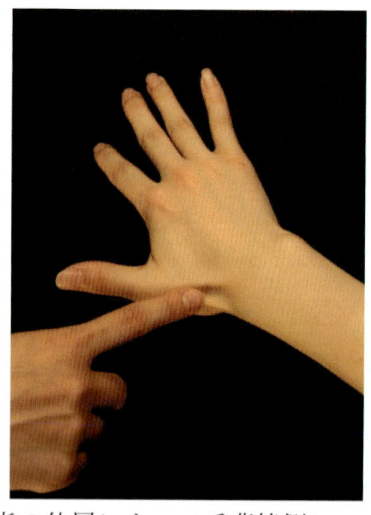

① 母指の伸展によって手背橈側に2つの腱を確認できる．上方が長母指伸筋腱，下方が短母指伸筋腱であり，この間をスナッフボックスと呼ぶ．直下に舟状骨を触れることができる．

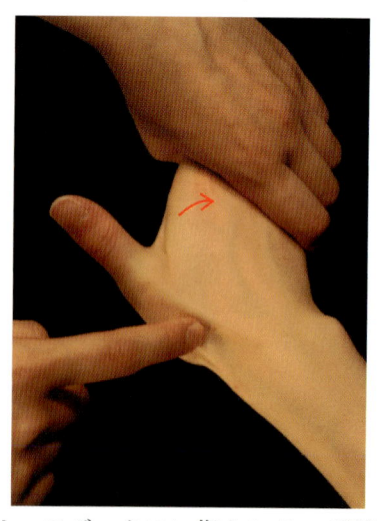

② スナッフボックスに指をおき，手関節を尺屈すると中から舟状骨が浮き出てくるように感じられる．

舟状骨骨折

■ 発生要因

　スポーツ選手に比較的多くみられる骨折である．初期の単純X線画像では発見されにくく，見逃されることがある．発生機序として，手関節過伸展位で手をつくことが挙げられる．

　初期診断で骨折を発見できず，固定されないまま経過し偽関節になった場合には，数年後に著明な手関節の可動域制限を発生する可能性が非常に高く，注意が必要である．

　初診時にスナッフボックスや舟状骨結節の入念な触診が特に重要で，触診で圧痛が認められれば，たとえ単純X線画像で骨折線が明確でなくてもまずは固定をし，時間をおいて再度X線撮影する．あるいは，手関節を十分な尺屈位にして単純X線検査をするか，MRI検査をすることが推奨される．

症例　17歳　男性　左舟状骨骨折　サッカー

　サッカーのゴールキーパーをしていて，左手でボールをキャッチする際，手部に強い疼痛が出現した．受傷後3日間はテーピングを巻いて練習を続けていたが，疼痛が強いため来院した．スナッフボックスに腫れ，舟状骨結節に圧痛があり，強い運動痛による運動制限を認めた．初診時の単純X線画像では骨折線を認めず（図左），3週間後に骨折線を認めたため固定を行った．

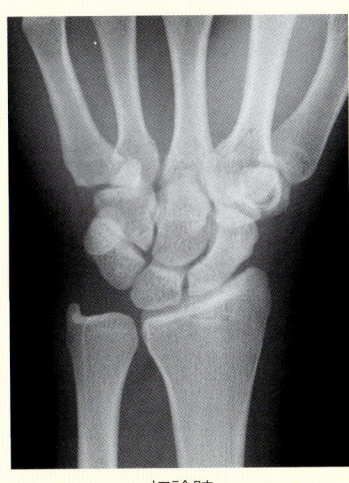

初診時　　3週間後

● 舟状骨骨折の単純X線画像（正面像）
初診時では骨折線が観察されず，3週間後に確認できた（矢印）．

6. スナッフボックス

> **臨床の鍵**
> - 手関節伸展位で手掌をついて発生することが多い．また，ゴールキーパーがボールで手をはじかれるケースや，パンチングによる軸圧外力による斜骨折もみられる．
> - スナッフボックスは，手背における第Ⅰ・Ⅲトンネル間の陥凹に位置しており，短母指伸筋腱と長母指伸筋腱を目安にする．
> - 圧痛はスナッフボックスと舟状骨結節をみる．さらに，母指から軸圧を加えて舟状骨に痛みを誘発する方法もある
> - 舟状骨骨折は橈骨遠位端骨折に比べて症状が軽いため，放置する場合がある．
> - 舟状骨の栄養血管である橈骨動脈の背側手根枝は，舟状骨の遠位側から進入して中枢部を栄養するため，骨折の部位によっては癒合不全，遷延治癒，骨壊死に陥る．この場合，手根骨の配列異常となって手根不安定症である近位手根列背側回転型（DISI：dorsal intercalated segmental instability）を呈することになる．
> - 本疾患は，腕立て伏せ，握手動作での痛みの訴えが強い．
> - 骨折線が明瞭でない場合，経時的に単純X線による観察を行うが，撮影肢位は最大尺屈位で行うとよい．

> **参照事項**
>
> **手根不安定症**
>
> 舟状骨骨折が原因となって手根中央関節の不安定性と手根骨の配列異常が生じたものである．下記の4型に分類される．下記分類に属する場合，観血療法の適応を考慮する．
> ①近位手根列背側回転型（DISI：dorsal intercalated segmental instability）
> ②近位手根列掌側回転型（VISI：volar intercalated segmental instability）
> ③尺側移動（ulnar translation）
> ④背側亜脱臼（dorsal subluxation）
> ちなみに，①，②の回転は月状骨の回転方向を指している．

6. スナッフボックス

> **注意すべき疾患**

1. プライザー病

プライザー（Preiser）病[2]は，手の舟状骨における無腐性壊死であり，発生要因には諸説がある．副腎皮質ステロイドホルモンの大量投与の関与が指摘されており，骨折後の後遺症にみられる骨壊死とは異なったものといえる．症状は，舟状骨の圧痛であり，単純X線検査で舟状骨の硬化，分節化，扁平化による関節症変化が明らかであれば本疾患の診断となる（図1）．

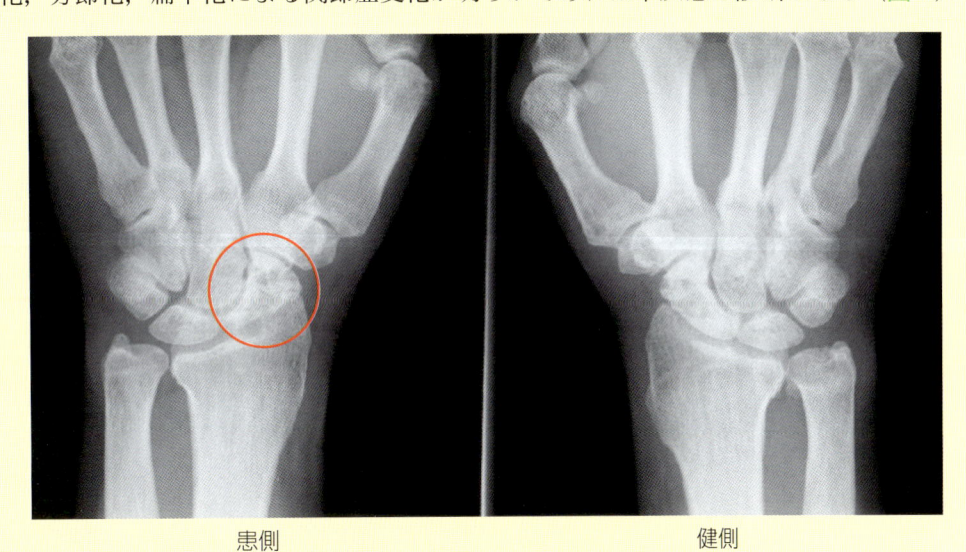

患側　　　　　　　　　健側
● 図1　単純X線画像（正面像）

2. キーンベック病

月状骨の無腐性壊死とされる．潜在要因として月状骨の血管分布の希薄化や関節の形状が挙げられ，外的要因としては手関節に過剰な繰り返しストレスが加わることなどが報告されている．男性に多いとされ，競技特性としては手関節に負担のかかる格闘技や体操，あるいはテニス，バレーボール，剣道などでもみられる．Lichtmanの病期分類 stageⅢ，Ⅳ型では単純X線画像にて変形が確認されるため診断は比較的容易であるが，stageⅠ，Ⅱ型では診断が困難なためMRI画像での評価を要する．

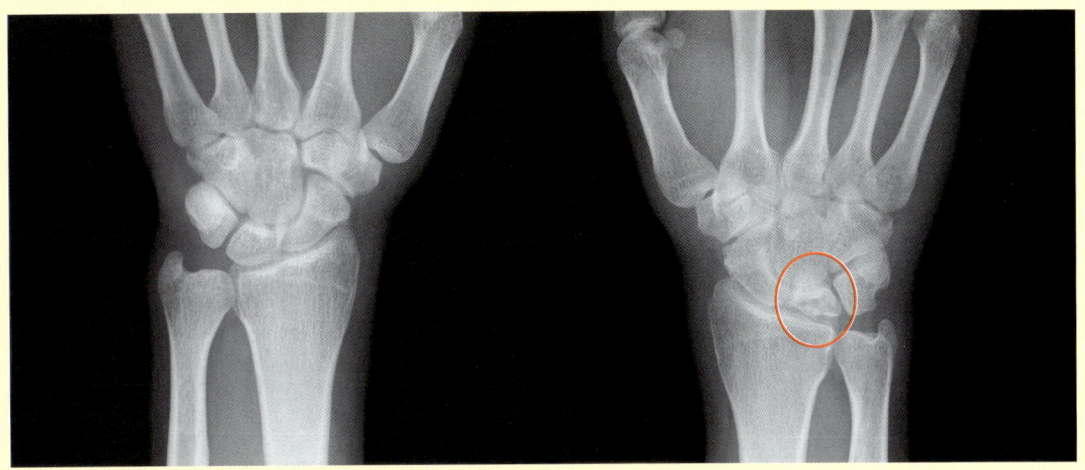

● 図2　単純X線画像（正面像），22歳，男性
右月状骨に明らかな変形を認める．Lichtman分類のstageⅢ型と判断される（写真右：患側）．

6. スナッフボックス

> **臨床の鍵**
> ▶ 手関節運動痛，可動域制限，握力低下が病態の進行により出現する．
> ▶ スポーツ種目，仕事内容は，発症因子と関連されるため聴取する．
> ▶ 患者の背景と所見より本疾患を疑う場合，単純X線画像にて明らかでなくてもMRI検査による評価を行う．
> ▶ 外傷をきっかけにして発症することもある．

参照事項

Lichtman[3]分類（病期分類）

stage I
　骨構造，骨陰影は正常．線状の骨折を認めるが異常を認めない．MRIでは描出される．
　手関節の疼痛・違和感，可動域制限を認める．

stage II
　骨硬化像（骨濃度が増す）．大きさ・形・位置関係は正常で圧潰を認めない．

stage III
　骨の圧潰と有頭骨の近位への移動．手根骨の配列に異常がみられる．

stage IV
　関節裂隙の狭小化，骨棘形成，軟骨下骨の骨硬化，骨嚢腫形成をみる（関節症変化を認める）．

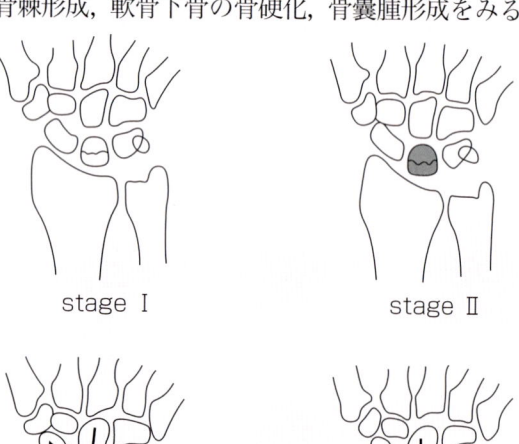

stage I　　　stage II

stage III　　stage IV

（新版第2版整形外科カンファレンス必携　小林　昭・編より抜粋）[4]

文　献

1) 内西兼一郎・他：手の外科入門，第1版．南山堂，1987．
2) 西川真史：Preiser病の病態と治療．関節外科，22：441-444，2003．
3) Lichtman D M, et al：Kienböck's disease：The role of silicone replacement arthroplasty. *J Bone Joint Surg*, 59-A：899-908, 1977.
4) 小林　昭・編：整形外科カンファレンス必携．協和企画通信，1994．

第3章 手・指部

7 有鈎骨鈎

要点

　有鈎骨鈎は，有鈎骨の遠位尺側掌面から手掌に向かう約1cmの突起である．鈎状突起の先端には横手根靱帯の尺側遠位端が付着し，突起から短小指屈筋と小指外転筋が起始する．
　有鈎骨鈎は，野球，テニスのバットやラケットを強く振った際にグリップエンドが繰り返し当たり，疲労骨折することがある．

骨指標と触診法

■ 骨指標

- 有鈎骨鈎を示す．
- 有鈎骨は第4，5指と関節をもち，その可動性はきわめて大きい．
- 豆状骨から斜め上方に向かって注意深く探ると小指球の中に小さな骨突起（有鈎骨鈎）を触知できる．

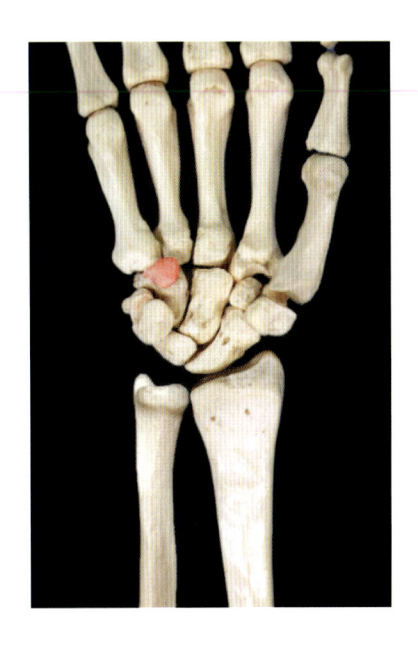

■ 触診法

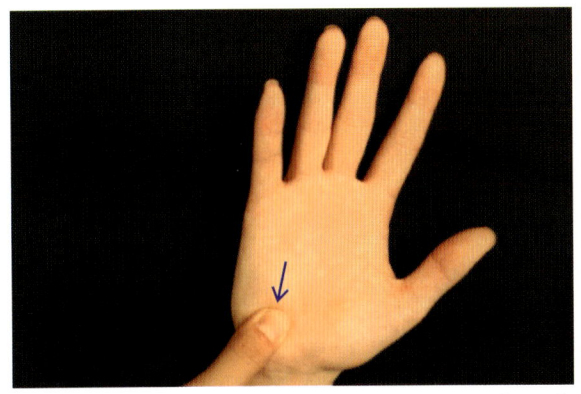

① 前腕回外位で，第4指のライン上を近位に移動すると，豆状骨に至るまでに有鈎骨鈎の小さな突起を確認できる．

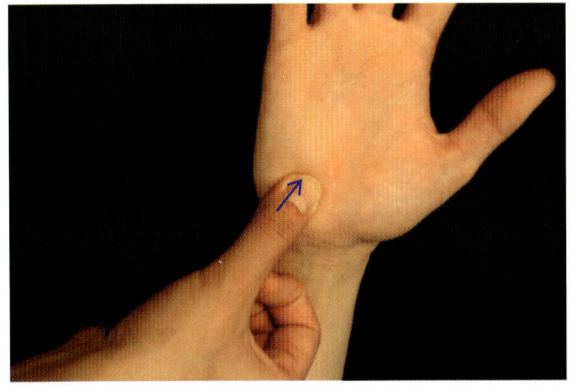

② 豆状骨を触知してから第1指と第2指間部に向かって指を移動させるとすぐに小さな骨突起を確認できる．

7. 有鈎骨鈎

有鈎骨鈎骨折

■ 発生要因

　野球，ゴルフ，剣道などで，バットなどから手掌部に急激な外力が集中して発生する．すなわち，手掌部（有鈎骨部）に加わる瞬間的外力によって，突出している有鈎骨鈎に骨折が生じることがある．急性外傷以外に，疲労骨折が原因になることも多い．
　診断上，単純X線における2方向撮影では診断が難しく，手根管撮影を行うことで病変部の描出が可能となる．さらに，CT画像では確実に診断可能となる．

症例1　17歳　男性　左有鈎骨鈎骨折　野球

　野球で，バッティング時に痛みが出現した．近医にて左有鈎骨鈎骨折と診断され，固定を行ったが，3カ月経過後も疼痛が残存したため受診となった．単純X線画像で骨折線が確認され，さらにCT画像でも明らかであった．受傷3カ月後で偽関節と判断し，摘出術の説明を行った．

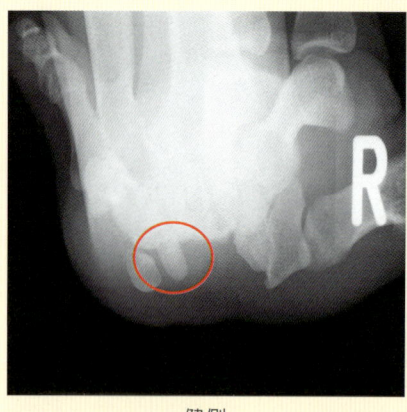

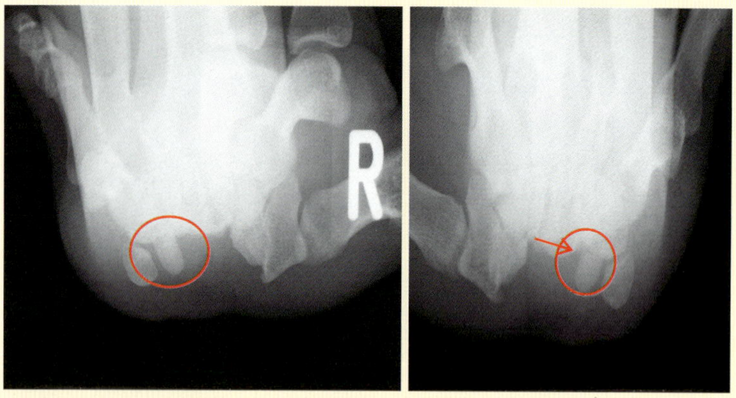

健側　　　　　　　　　患側

● 図1　左有鈎骨鈎骨折のX線画像
　左有鈎骨鈎に骨折を認め，偽関節を形成している．

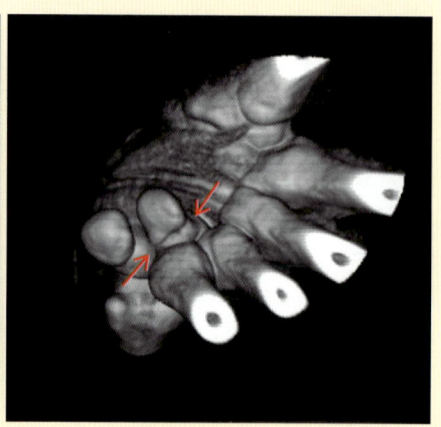

横断像　　　　　3D立体画像（矢印が骨折線を示す）

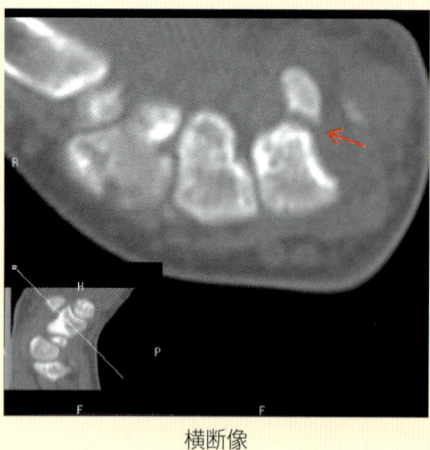

● 図2　左有鈎骨鈎骨折のCT画像

症例2　14歳　男性　左有鈎骨鈎骨折　野球

　野球のバッティング後に手掌部に強い痛みが出現した．その後，プレー続行が不可能となる．手に力が入らず，バットが握れないとのことであった．X線画像で異常はなく，CT画像にて有鈎骨鈎に骨折線を認めた．今後もスポーツの継続を希望することから骨片摘出術を行った．

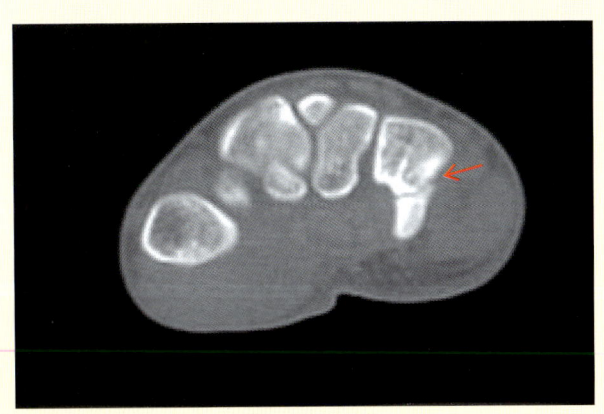

● 有鈎骨鈎骨折のCT画像（横断像）
左有鈎骨鈎に骨折線を確認できる．

臨床の鍵

▶ 局所の圧痛・腫脹が著明である．
▶ 手関節尺屈時に疼痛が誘発される．
▶ 明らかな原因がなく，手掌の該当部位に圧痛・疼痛を訴える場合，有鈎骨鈎の疲労骨折を疑う．
▶ 手術方法は，有鈎骨鈎の摘出術が一般的である．

第3章 手・指部

8 第1指MP関節

要点

第1指の中手指節関節（以下MP関節）は顆状関節であり，基節骨基部掌側には掌側板を有し，過伸展を抑制している．関節側面には側副靱帯と副靱帯とがある．

臨床的には，尺側側副靱帯の完全断裂では著明な関節不安定性をきたし，ピンチ動作の際に疼痛が発生し支障をきたす．

骨指標と触診法

■ 骨指標

- 第1指MP関節を示す．
- 遠位から末節骨，基節骨，中手骨である．

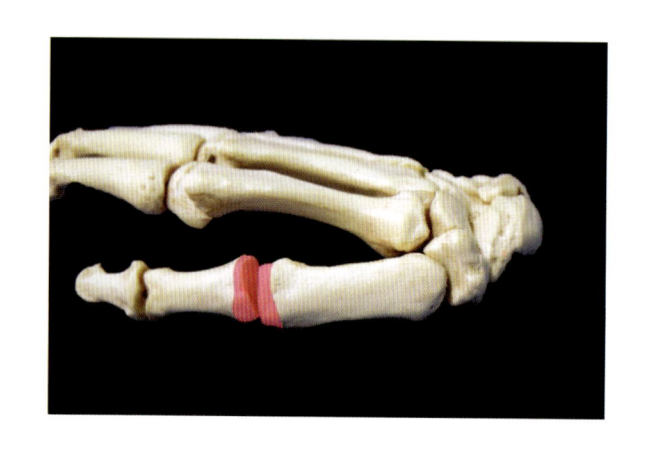

■ 触診法

1. 第1指を屈曲させると，MP関節の近位を構成する中手骨頭を容易に触知できる．
2. 第1指MP関節を伸展位で，第1指基節骨部を把持し，長軸牽引を加えることで裂隙は離開し，容易に触知できる．

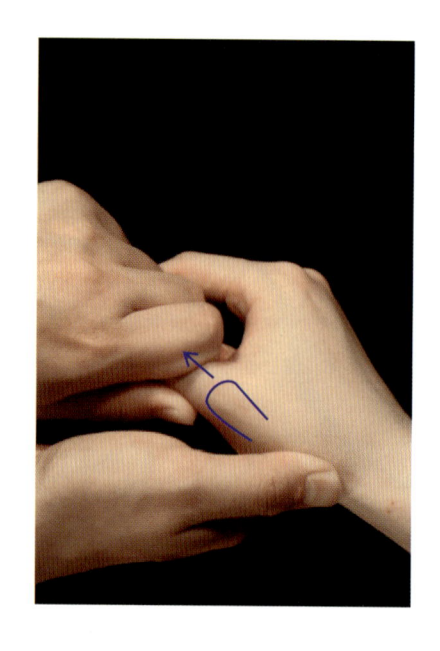

第 1 指 MP 関節損傷

■ 発生要因

　第1指MP関節側副靱帯損傷は尺側側副靱帯に多く発生する．転倒時，第1指に外転（橈屈）強制が加わり，あるいはスキー中の転倒時にストック（ストラップ）が引っかかって外転強制されたことによる．一方，MP関節橈側側副靱帯損傷では内転強制，伸展強制が原因となる．

　診断は，側方動揺性を確認することである．単純X線検査によるストレス撮影で35°以上の動揺性を認めた場合，あるいは健側との差が15°以上の場合，靱帯断裂，またはステナー（Stener）損傷が疑われる．本疾患はスキーでの受傷が多いため，スキーヤーズサム（skier's thumb），あるいはゲームキーパーズサム*（gamekeeper's thumb）ともいわれている．

＊ゲームキーパーズサムとはウサギの頸部を第1，2指間部で掴んで過伸展させる動作を繰り返すことで，第1指尺側側副靱帯が脆弱化することに由来する．

症例　16歳　男性　左第1指MP関節尺側側副靱帯損傷　バスケットボール

　バスケットボール中に転倒，第1指が過外転する．その後，第1指MP関節尺側部に圧痛と腫脹がみられ，さらに側方動揺性を認めた．単純X線撮影（MP関節30°屈曲位）でのストレス撮影の結果，健側22°，患側43°であり，左右差を認めた．

　ステナー（Stener）損傷を疑い手術をすすめたが，保存療法を希望されたため固定を行う．

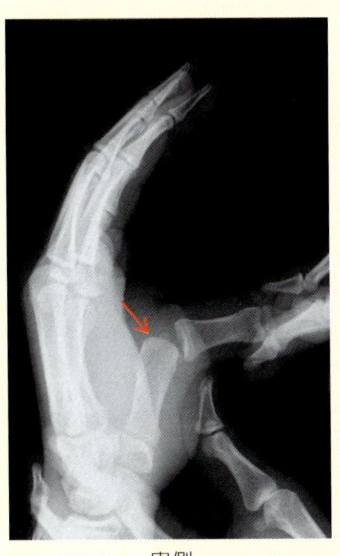

患側　　　　　　　健側

● 左第1指MP関節尺側側副靱帯損傷の単純X線画像
　ストレス撮影で，左（患側）43°（矢印），右（健側）22°となって，明らかな左右差を認めた

8. 第1指 MP 関節

臨床の鍵

- 外傷後，該当部位に痛みがあれば，MP 関節側副靱帯の所見を確認する．
- MP 関節に動揺性を認めた場合，単純 X 線によるストレス検査を行う．片側で 35°以上の開大，あるいは左右差から 15°以上の動揺性を認めた場合，靱帯断裂，あるいはステナー（Stener）損傷を疑い，手術を考慮する．
- 本疾患で所見を見逃すと陳旧性になって，痛みと動揺性が残存する．

参照事項

ステナー（Stener）損傷

側副靱帯の遠位端が近位側に反転し，遠位付着部の間に内転筋腱膜（adductor aponeurosis）が介在，断端間が接触しなくて治癒が得られない（動揺性が残る）症例をいう（図）．ストレス撮影にて，片側で 35°以上の強い不安定性があれば本損傷を疑う．このケースでは，観血的治療を必要とする．

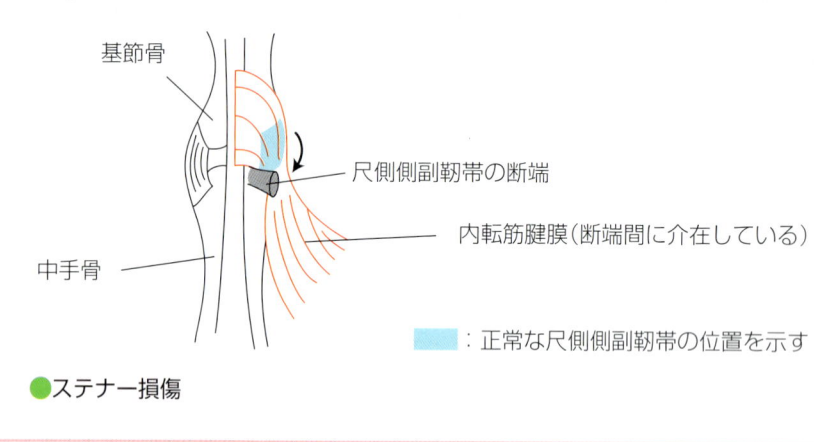

● ステナー損傷

第3章 手・指部

9 中手骨

> **要 点**
>
> 中手骨は骨頭，頸部，骨幹部，基底部に分かれる．骨幹部から骨間筋が起始している．
> 臨床的には第1中手骨底掌尺側に関節内骨折がおきる（ベネット骨折）と長母指外転筋の作用で第1中手骨は橈側に脱臼するため，手術が必要となる．

骨指標と触診法

■ 骨指標

- 中手骨を示す．
- 手背の遠位2/3を占めており，近位1/3は手根骨が占めている．中手骨頭の遠位には基節骨（MP関節）が，近位には手根中手関節（CM関節）があって，全体としては背側凸の丸みを帯びた形態を呈している．

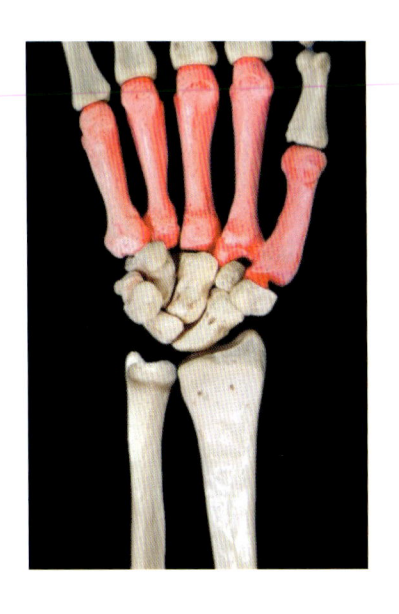

■ 触診法

- 中手骨の位置と長さを示す（図左）．

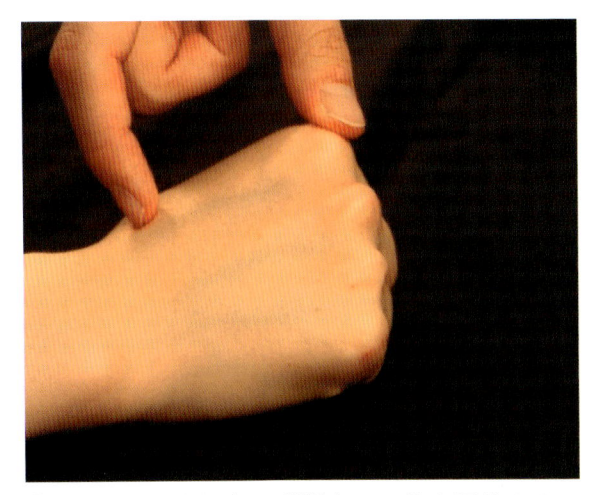

① 中手指節関節（MP関節）は，指を屈曲させることで丸みを帯びた中手骨頭に確認できる．図中で第2指と第1指間に中手骨が存在する．

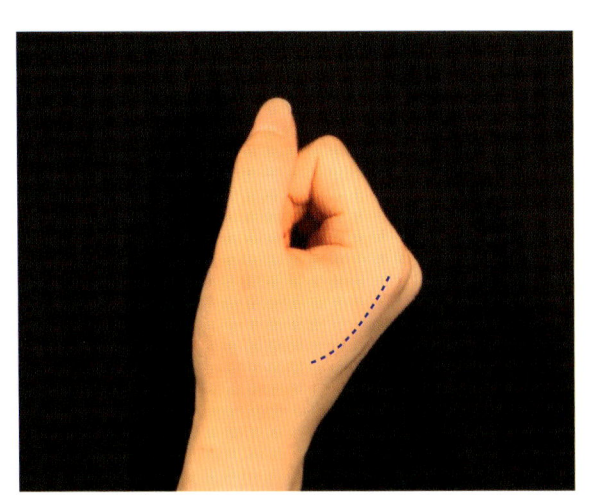

② 中手骨は側方よりみると，背側凸のカーブとなって並列している．

9. 中手骨

中手骨骨折（ファイター骨折）

■ 発生要因

中手骨骨折は殴打や，手背に軸圧や直達性外力が加わった際に発生する．格闘家に多い第2，3中手骨骨幹部骨折は"ボクサー骨折"として有名であるが，臨床的にはケンカやパンチングマシーン，壁を殴った際に生じる第4，5中手骨頸部骨折（ファイター骨折）が多い．

症例1　17歳　男性　第5中手骨頸部骨折

街灯を殴打した際に手背部に疼痛が出現した．第5中手骨頸部付近に圧痛と強い腫脹を認めた．単純X線画像にて第5中手骨頸部骨折と診断された（図）．

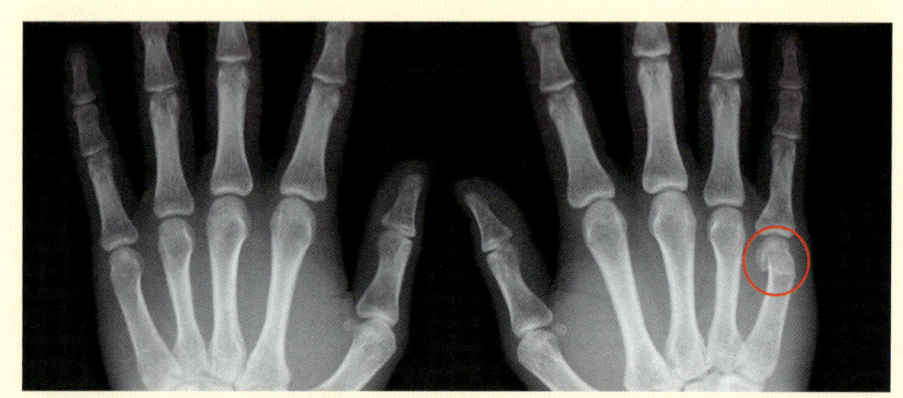

正面

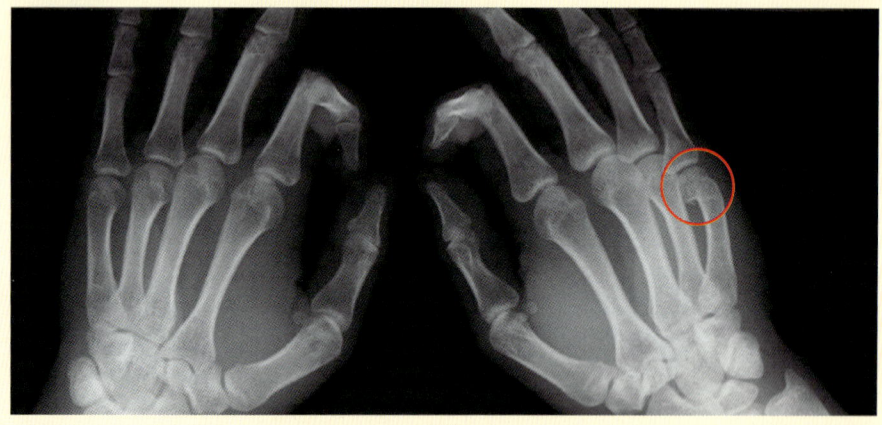

斜位

● 単純X線画像
第5中手骨頸部の○印の部分に骨折を認める．

臨床の鍵

▶ 腫脹，圧痛が著明であり，可動域制限が出現することがほとんどである．
▶ 骨折のタイプにより手術適応も考慮する必要がある．
▶ 中手骨頸部骨折では，屈曲変形をすると機能障害が生じることがある．回旋変形を残すとクロスフィンガーになるため注意が必要である．

症例2　17歳　男性　Carpometacarpal boss　剣道

　剣道を継続して行っており，半年前より左手背部に原因なく痛みが出現し，左手背部の骨突出に気づく．近医の受診にてガングリオンと診断され，穿刺を試みるも穿刺できなかった．限局性圧痛，手関節の運動時痛があり，第2，3中手骨基部に隆起を認めたが，可動性はなかった（図1）．X線検査で明らかな異常は認めず，CT画像にて第2，3中手骨基部間の背側部に骨性の隆起を認めた．3D-CT画像から連続性を確認できた（図2）．

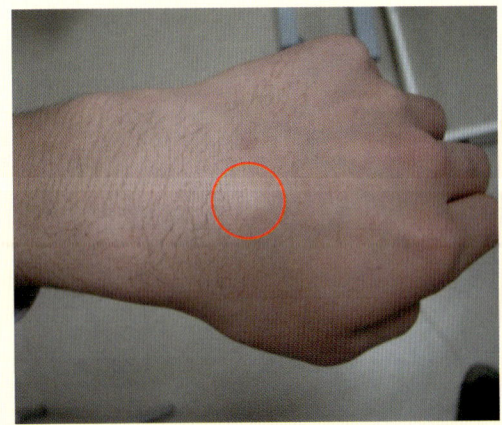

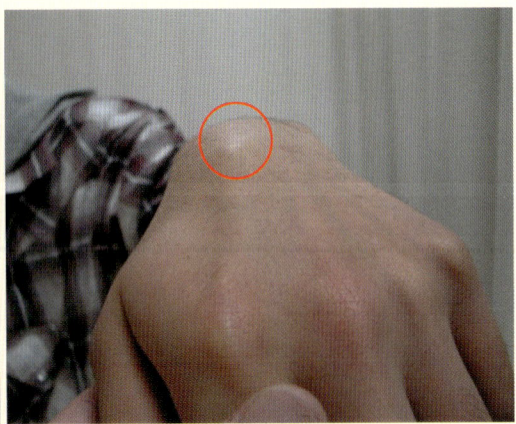

● 図1　外観

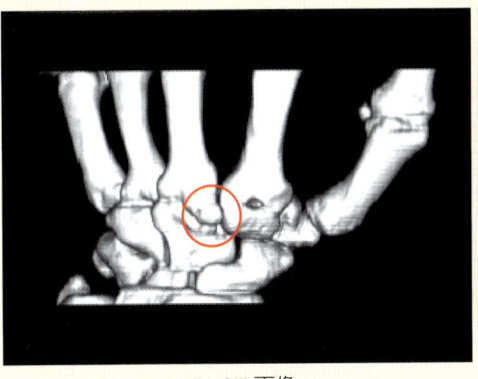

3D-CT画像　　　　　横断像
● 図2　CT画像

臨床の鍵

▶ 手背の隆起に気づき，症状がなくても受診されることが多い．
▶ 皮下で流動性を触知できず，骨性隆起を触れる．ガングリオンと間違えやすいために注意を要する．
▶ 単純X線検査での正面像，側面像では，異常病変部の不明なことが多い．また本疾患には，CT撮影が有効である．
▶ 痛みが生じていない場合は経過観察を行ってもよい．

第3章 手・指部

10 手指 IP 関節

要点

手指 IP 関節は基節骨，中節骨，末節骨間に介在する関節である．近位指節間関節（PIP），遠位指節間関節（DIP）があり，母指では基節骨，末節骨間に指節間関節（IP）をつくっている．いずれも外力によって"突き指"をきたしやすく，側副靭帯損傷を招きやすい．また，手指関節の掌側には掌側板があって，損傷されると掌側板の蝶番運動が障害されて指の屈曲制限を生じることがある．

骨指標と触診法

■ 骨指標

● 手指 IP 関節を示す．
● 基節骨と中節骨（PIP 関節），中節骨と末節骨（DIP 関節）が存在する．

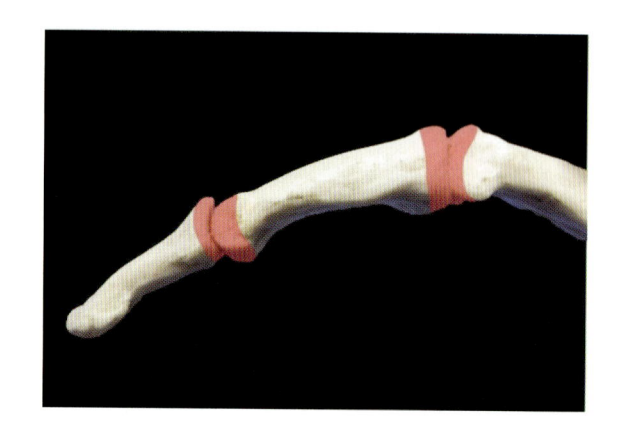

■ 触診法

1. MP 関節より遠位に指をすべらせ，PIP 関節，DIP 関節を順次，触知する．
2. 指を軽度屈曲すると，指の掌・側方にしわが確認できる．そのしわの位置が関節となる．

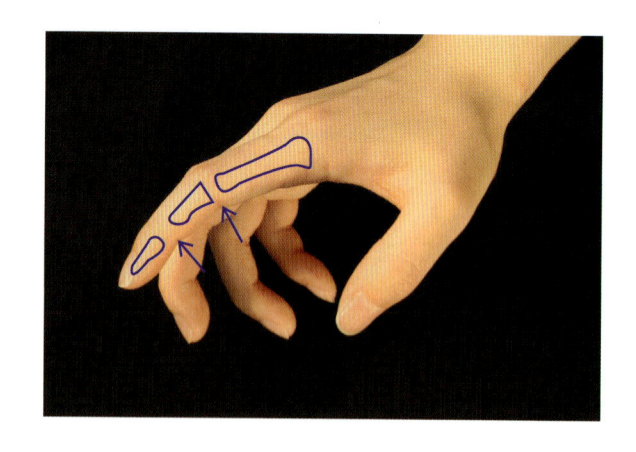

PIP 関節側副靱帯損傷

■ 発生要因

　PIP 関節の側方は側副靱帯と副靱帯で補強されているが，全可動域で均一に靱帯が緊張しているわけではない．屈曲 30°位と 90°位で最も緊張して側方動揺が低下する．バレーボール，バスケットボール，野球など，様々な球技で"突き指"を発生し，また柔道での掴み手をきられる際には無理な外力が加わり損傷することが多い．多くは，強い腫れと皮下出血が認められる．

　臨床所見で側方動揺性を認める際は，単純 X 線ストレス撮影が推奨される．X 線画像から，側方への亜脱臼が確認できれば靱帯縫合術を考慮する場合がある．

症例　14 歳　女性　右第 5 指 PIP 関節側副靱帯損傷　バスケットボール

　1 週間前，不意に飛んできたボールをキャッチしようとして右第 5 指を受傷する．整骨院で PIP 関節の不安定性を指摘され，受診された．理学所見で明らかな側方不安定性を認めたが，単純 X 線画像から骨折は確認できなかった．ストレス撮影にて，左 8.6°，右 25.7°と，右第 5 指 PIP 関節に側方不安定性を認めた．手術も考慮したが，保存療法を希望された．

　固定による保存療法を行い，臨床的な不安定性は 2 週目で大きく減少し，約 1 カ月後にはほぼ消失した．

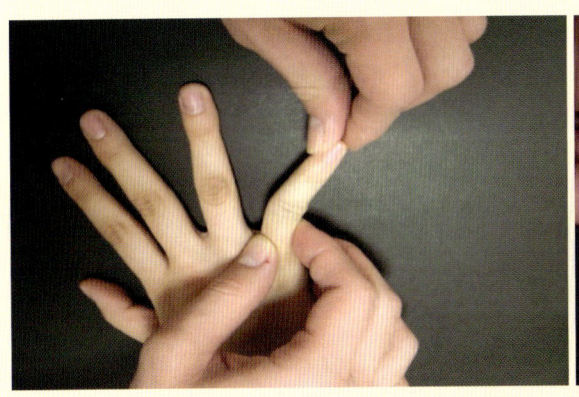

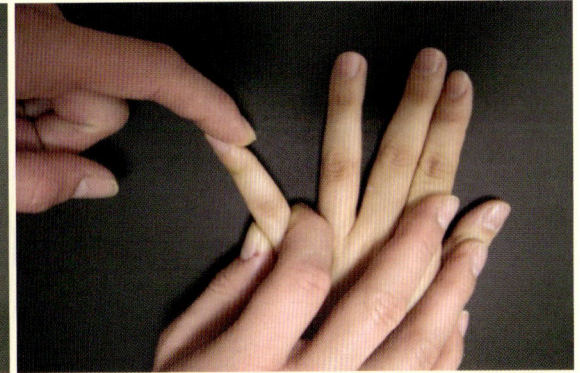

右第 5 指（動揺性あり）　　　左第 5 指（健側）
● 図 1　ストレス検査

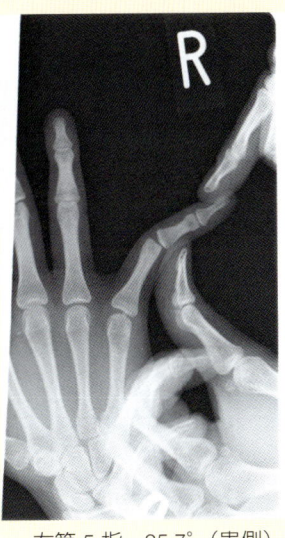

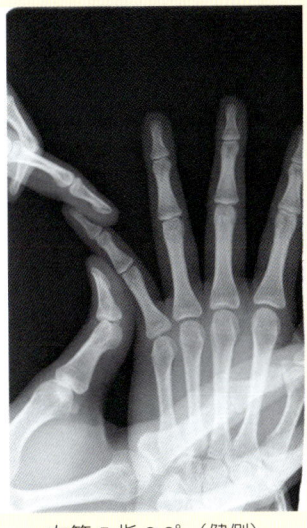

右第 5 指　25.7°（患側）　　左第 5 指 8.6°（健側）
● 図 2　単純 X 線ストレス撮影

10. 手指 IP 関節

> **臨床の鍵**
> ▶ 手指の損傷では，必ず側方不安定性を確認する．
> ▶ 側方動揺を確認する際，PIP 関節 30°屈曲位（側副靱帯が緊張する肢位）で評価する．
> ▶ 単純 X 線ストレス撮影における側方不安定性において，左右差が 15〜20°以上あれば手術適応を考える．

PIP 関節脱臼

■ 発生要因

PIP 関節の損傷頻度は比較的高く，その多くは球技（ボール・コンタクト競技）における相手との衝突で発症する．通常は，PIP 関節の捻挫以外に過伸展ストレスによる背側脱臼が発生し，その際，骨軸への圧迫力が強ければ剥離骨片を伴った脱臼骨折となる．脱臼時にみられる外観上の変形のみに捉われず，正確な単純 X 線側面像による骨折の有無（骨片の大きさ，骨片離開の程度）を評価する．

症例 46 歳　男性　右第 4 指 PIP 関節脱臼　サッカー

サッカーで相手選手と接触した際に右第 4 指をついた．明らかな外観上の変形を認め（図左○印），単純 X 線検査の結果，PIP 関節の背側脱臼を確認できた（中央○印）．整復後，骨折の確認を目的に新たに X 線検査を行ったが，骨折はみられなかった（右）．

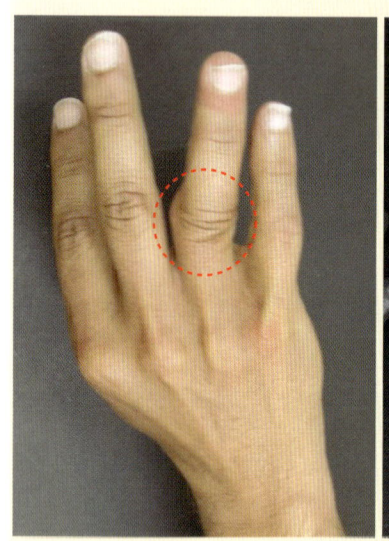

| 受傷時の外観 | 同・単純 X 線画像（斜位） | 整復後の単純 X 線画像（側面） |

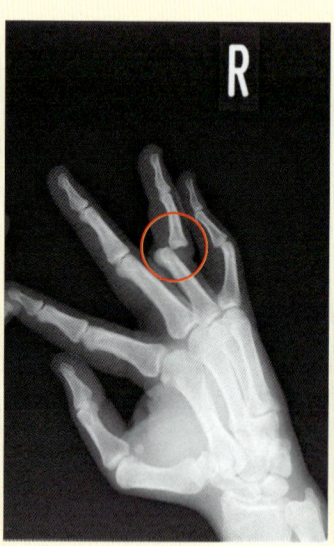

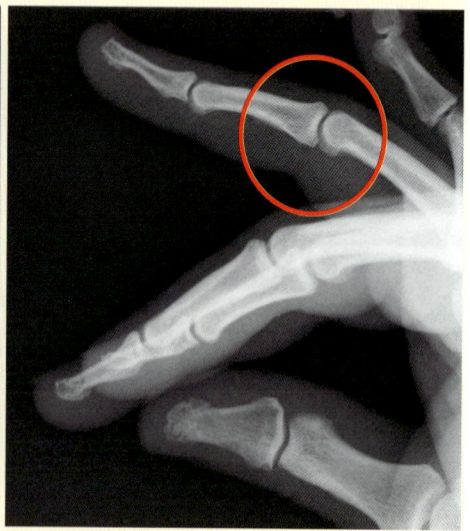

● 右第 4 指 PIP 関節脱臼
第 4 指 PIP 関節に変形を認める．整復後の X 線画像で骨片は認めなかった．

> **臨床の鍵**
> ▶ 脱臼による著明な変形を認める．
> ▶ 整復後，さらに単純 X 線側面像を確認し，掌側に剥離骨片がないかを判断する．
> ▶ 整復後に骨折を認めない場合，側方動揺性から靭帯損傷の有無を確認する．
> ▶ 頻度は多くないが，整復困難なときは掌側板の関節内陥頓が考えられるため，この場合は観血的整復を要することがある．

第3章 手・指部

11 指節骨

> **要 点**
>
> 指節骨は，末節骨，中節骨，基節骨で構成されている．これらの骨には筋，腱，靱帯，掌側板が付着する．触知が容易にできる部位といえる．

骨指標と触診法

■ **骨指標**

- 指節骨を示す．
- 遠位から末節骨，中節骨，基節骨である．

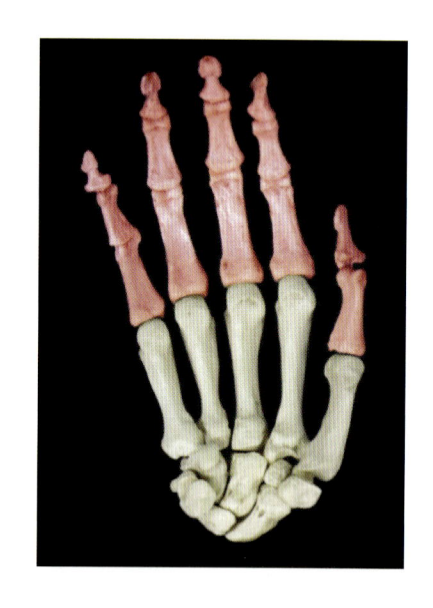

■ **触診法**

- 指節骨の位置を示す．
① 指を軽度屈曲すると，明らかなしわが掌・側方にみられ，指節骨の長さを把握できる．各々に近位側が骨底，遠位側が骨頭となる．

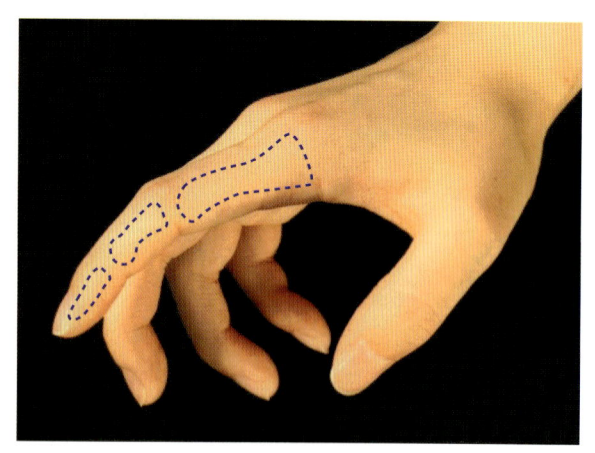

マレットフィンガー

■ 発生要因

野球などの球技中に突き指として受傷する．DIP関節の完全伸展が不良になる状態をいう．病態としては伸筋腱が断裂するタイプ（腱性マレット）と，末節骨基部に剥離骨折を伴うタイプ（骨性マレット）に大別される．骨性マレットは骨片の大きさにより分類され，治療方針の決定の指標となる．

症例1　47歳　女性　マレットフィンガー

右手をポケットに入れようとして第5指をつく．痛みはほとんどないが，完全伸展動作が不可能であった．末節骨底背側（終止腱付着部）に軽度の圧痛があった．単純X線画像で骨折を認めず，腱断裂による腱性マレットフィンガーと判断した．

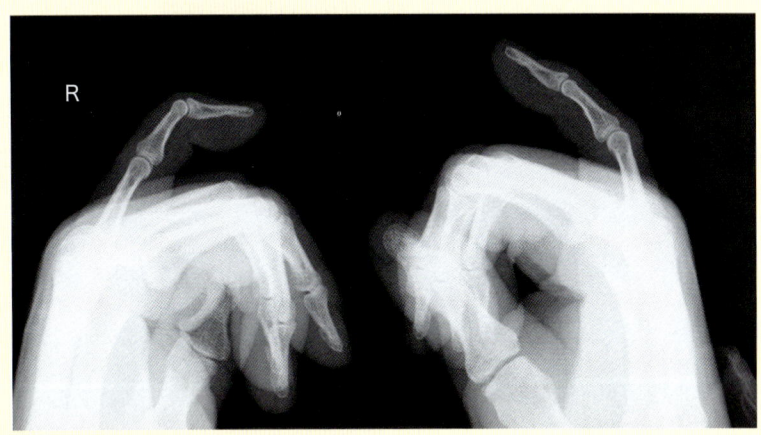

● 右第5指の腱性マレットフィンガー
第5指DIP関節の完全伸展が不可能．骨折片は認められない（向かって左が患側）．

症例2　20歳　男性　マレットフィンガー　バレーボール

バレーボールをしていて右第2指先端部にボールが当たり受傷した．DIP関節周辺に強い腫脹と末節骨底背側に著明な圧痛を認め，自動伸展は不能であった．単純X線側面像で，末節骨底背側に小骨片が観察され，骨性マレットフィンガーと判断した．

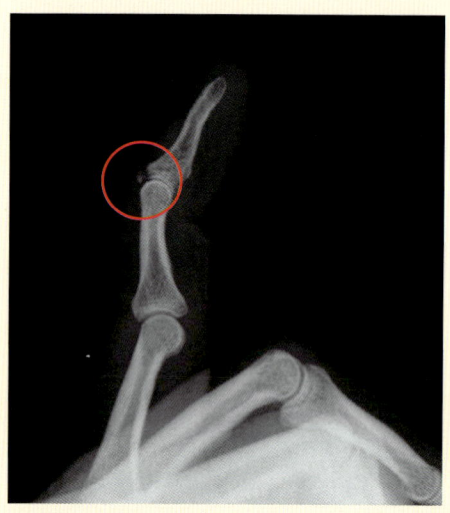

● 右第2指の骨性マレットフィンガー
DIP関節は軽度屈曲位となって，末節骨底の背側に骨折を認めた（図中○印）．

臨床の鍵

▶ いわゆる"突き指"の訴えに対しては，DIP関節の完全伸展が可能かどうかを必ず確認する．
▶ 痛みを訴えないケースが多くあり，痛みのみの有無は判断材料にならない（図）．
▶ 整復後の固定肢位において，遠位骨片の掌側脱臼がみられる場合は経皮的鋼線固定を考慮する．

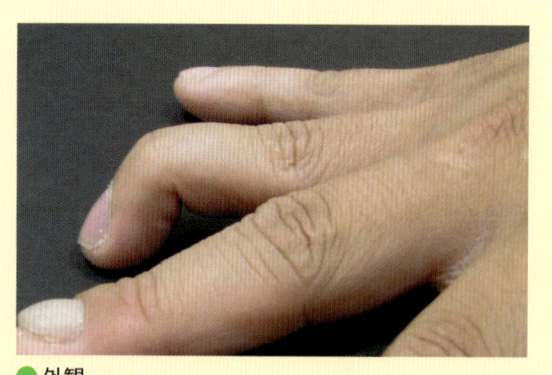

● 外観
第4指DIP関節に伸展制限を認める．

> **参照事項**　マレットの分類

●スタックの分類[1]

タイプⅠ	終止腱の断裂
タイプⅡ	終止腱での裂離骨折
タイプⅢ	末節骨の関節面に至る裂離骨折

●骨折に起因する槌指の分類（Wehbé）（図）[2]

タイプⅠ	骨片は関節面の 1/3 より小
タイプⅡ	骨片は関節面の 1/3〜2/3
タイプⅢ	骨片は関節面の 2/3 より大

　　　タイプⅠ　　　　　　タイプⅡ　　　　　　タイプⅢ

● 図　Wehbé の分類

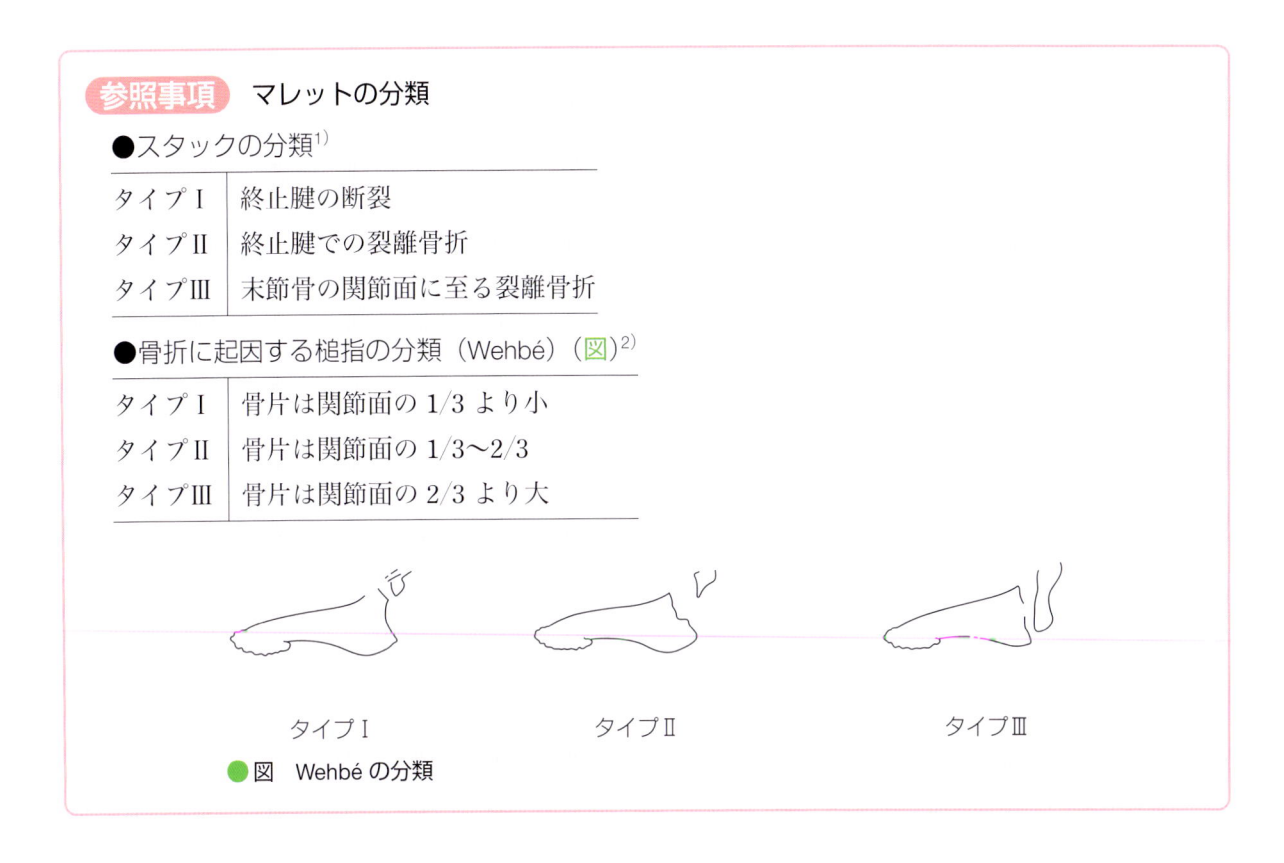

文　献

1) Stark HH, et al：Mallet finger. *J Bone Joint Surg*, 44：1061-1068, 1962.
2) Wehbé MA, Schneider LH：Mallet fractures. *J Bone Joint Surg* Am, 66：658-669, 1984.

中節骨基部剥離骨折

■ 発生要因

　スポーツ競技などで，接触や，ボールが指先に当たり PIP 関節の過伸展が強制されて受傷することが多い．背側脱臼を伴う場合も多くある．掌側にみられる骨片が関節面の約 40％を超えると PIP 関節の適合性が保てなくなるため手術適応を考慮するが，伸展位で関節面が安定しているかどうかを判断する必要性がある．拘縮が起こりやすい部位であり，関節の安定性が得られていれば早期運動療法を進めていく．

症例　14歳　女性　左第2中節骨基部剥離骨折　バスケットボール

　バスケットボール中に，突然ボールが指先に当たり受傷する．左第2指 PIP 関節に疼痛を訴えており，腫脹と掌側部に著明な圧痛を認めた．側方動揺性はない．単純 X 線画像（側面像）にて中節骨基部に剥離骨折を認めた．

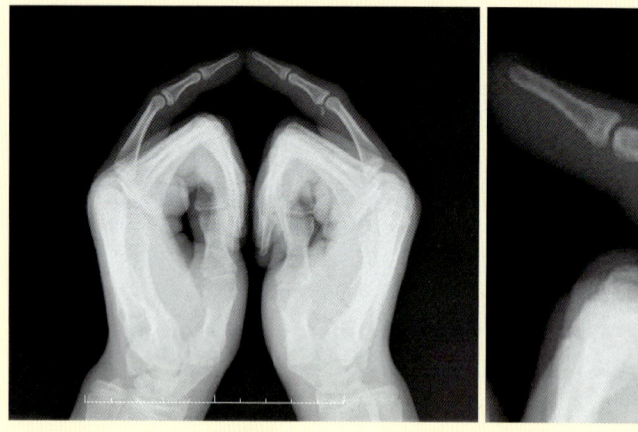

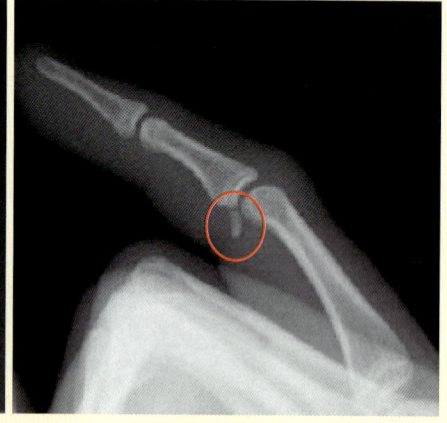

側面像　　　　　　　　拡大画像

● 単純 X 線画像
側面像にて中節骨基部に回転転位を呈した剥離骨折を認める（○印）．

臨床の鍵

▶ 指先にボールや障害物が接触して受傷することが多い．
▶ PIP 関節部の掌側に圧痛を認め，さらに内出血を観察することが多い．
▶ 側副靱帯損傷を疑い，側方動揺性を確認しておく．
▶ PIP 関節の背側損傷の際は中央索損傷が疑われ，この場合は PIP 関節の自動伸展が可能かどうかに留意する．中央索断裂では，通常ボタン穴変形を伴う．

第4章　胸部・脊柱

1　大鎖骨上窩

> **要 点**
>
> 　大鎖骨上窩は，鎖骨上縁と胸鎖乳突筋の外側縁，さらに僧帽筋（上部線維）の前縁間で囲まれた陥凹をさす．陥凹の底には前・中斜角筋が停止する．第1肋骨を触れることができる．
> 　代表的な疾患としては胸郭出口症候群があり，また，スポーツ領域では第1肋骨疲労骨折を触診する部位である．

骨指標と触診法

■ 骨指標

- 大鎖骨上窩を示す．
- 鎖骨上縁，胸鎖乳突筋（図の赤）の外側縁，僧帽筋（図の青）前縁によってつくられた三角形領域（外側頸三角）を大鎖骨上窩と呼称する．

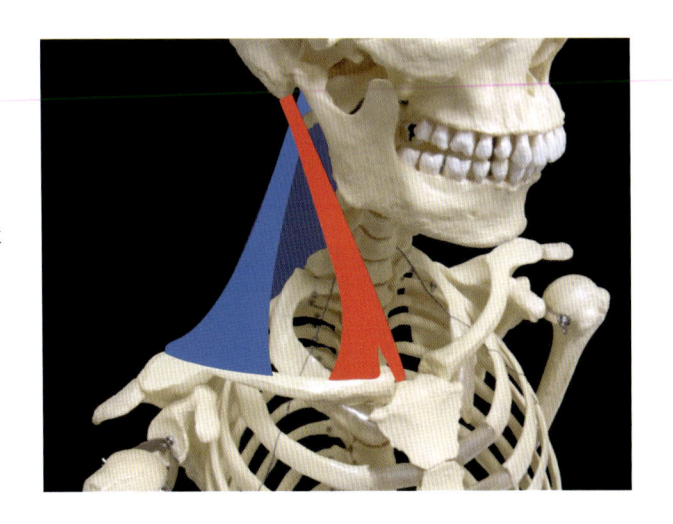

■ 触診法

- 大鎖骨上窩の位置を示す．
- ① 仰臥位，または座位で鎖骨上縁から鎖骨に沿って下方に指を滑らせる．
- ② 指先がいきつく，最も深い陥凹を確認する．

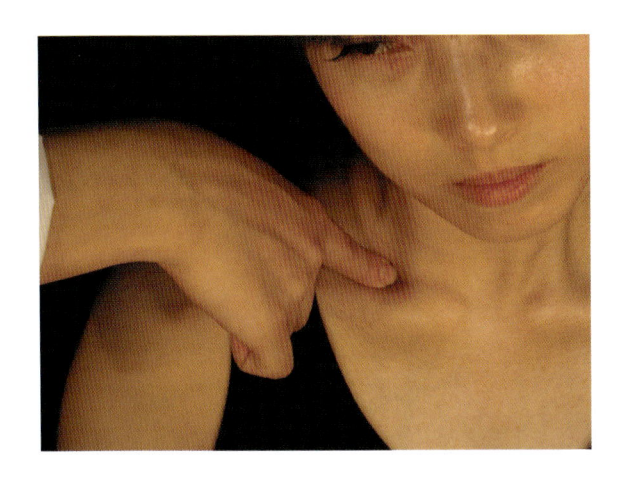

1. 大鎖骨上窩

第1肋骨疲労骨折

■ 発生要因

スポーツ選手にみられる第1肋骨疲労骨折の原因には諸説あり，鎖骨への繰り返す衝撃や自家筋力による牽引などが挙げられている．

第1肋骨には前・中斜角筋，前鋸筋，内肋間筋が付着しており，さまざまな方向から筋肉の収縮が加わる部位である．また，この骨折の好発部位は解剖学的脆弱部である鎖骨下動脈溝付近にみられる．

症例　15歳　男性　第1肋骨疲労骨折　ラグビー

ラグビー中に，右肩の疼痛を訴えて受診する．疼痛の範囲は右肩甲骨内側縁であり，疼痛は，頸部の伸展，左側屈，さらに深呼吸の胸郭拡大時に誘発された．また，第1肋骨を圧迫すると痛みを強く訴える部位を確認できた．単純X線画像にて，右第1肋骨に骨折線を認めたため第1肋骨疲労骨折と診断された（○印）．

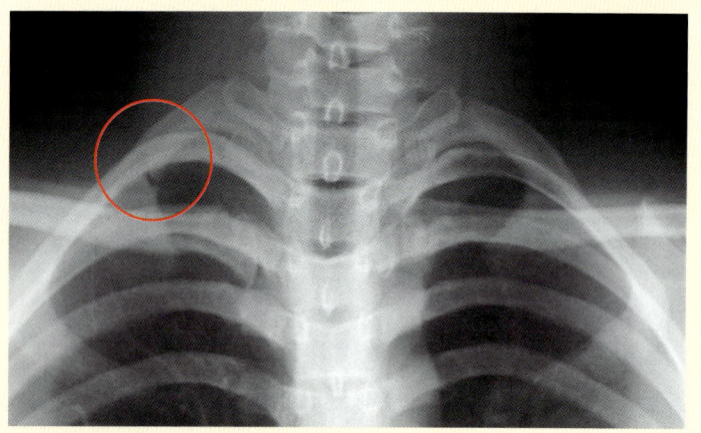

● 単純X線画像
右第1肋骨に骨折線を認めた．

臨床の鍵

▶ 主訴は腋窩部痛や背部痛（肩甲骨のやや内側）であり，第1肋骨部に疼痛を訴えることはない．なお，腋窩部・背部痛は放散痛であり，圧痛を確認することはできない．
▶ サッカーのヘディング動作，野球の投球動作など，斜角筋を収縮させる動作で疼痛が出現するかどうかを聴取する．なお，急性期であれば斜角筋の自動収縮，あるいは他動的なストレッチングで疼痛は誘発される．
▶ 腕立て伏せ，肩回し動作（主に後ろ回し）にて疼痛が出る．
▶ 第1肋骨（大鎖骨上窩）に圧痛を確認できる．
▶ 特別な治療の必要性はなく，安静にて治癒する．

第4章　胸部・脊柱

2　肋骨

要点

　肋骨は12対あり，上位7対は胸骨と直接結合しているため真肋骨，第8，9，10肋骨は肋軟骨によって間接的に結合することから仮肋骨といわれている．第11，12肋骨は胸骨とまったく結合しておらず，浮遊肋骨といわれる．肋骨の高位診断として，肩甲骨上角は第2肋骨，下角は第7〜8肋骨の位置を示す．

骨指標と触診法

■ **骨指標**

- 肋骨を示す．
- 肋骨は後方で胸椎と関節し（肋椎関節），肋骨頭関節と肋横突関節の2カ所からなる．
- 肋骨は前方で肋軟骨を介して胸骨と結合している．

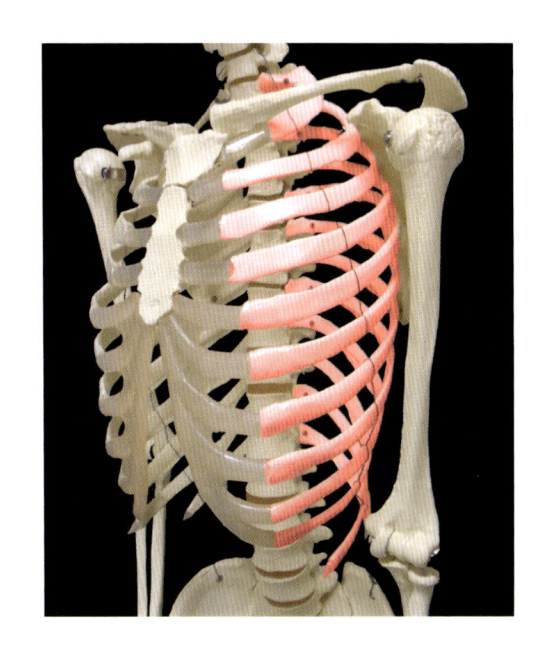

■ **触診法**

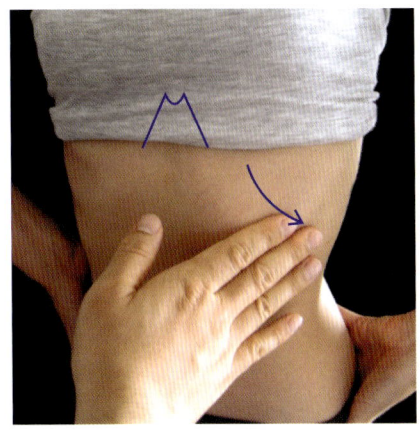

① 胸骨から指を外側に滑らすことで容易に肋骨のカーブを前方から触知できる．

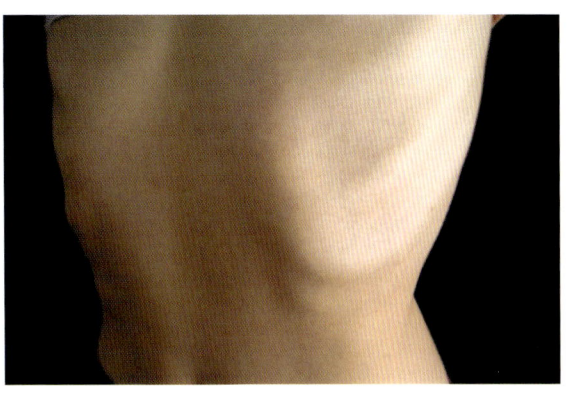

② 深呼吸を行わせることで，さらにわかりやすくなる（写真は吸気時）．

2. 肋　骨

肋骨骨折

■ 発生要因

　コンタクトスポーツで，肋骨部に外力が加わって受傷することが多い．深呼吸時，咳，くしゃみの際に疼痛を伴う．患部に限局性圧痛が認められれば肋骨骨折を疑う．

　明らかな外傷がない場合でも，ゴルフにおける打ちっぱなし，また，高齢者では風邪による咳の繰り返しで肋骨骨折を起こすことも多い．

　交通外傷など，極めて強い外力ではさらに多発骨折を発症することがある．

症例　46歳　男性　肋骨骨折　サッカー

　5日前にサッカーの試合中に相手選手と接触し転倒する．右肋骨部に疼痛が続いており，深呼吸，くしゃみでの痛み，限局性圧痛を認めた．

　単純X線画像にて右肋骨部に骨折が認められ，限局性圧痛部位と胸郭の動きで生じる疼痛部位が一致したため，肋骨骨折と判断した（図）．

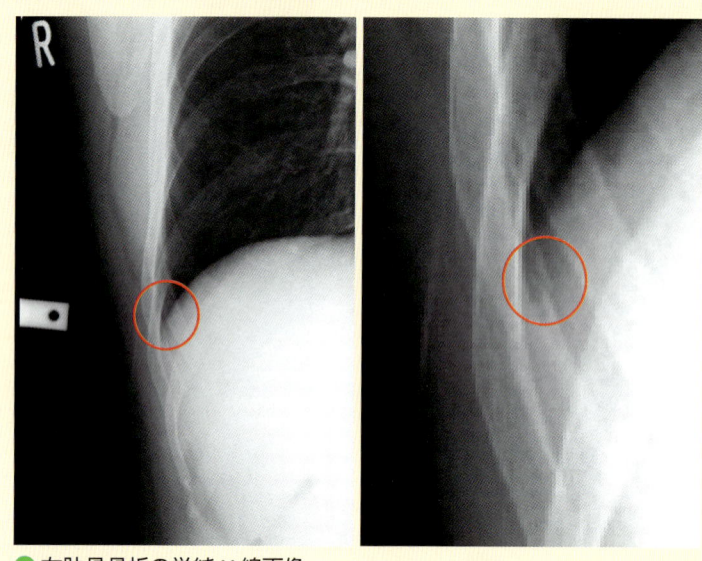

● 右肋骨骨折の単純X線画像
　左：正面像，右：左写真の骨折部拡大．骨折部にわずかなギャップを認める（○部）．

2. 肋 骨

> **臨床の鍵**

- まず，外傷の有無を問診で聴取する．
- 不全骨折ではX線画像から骨折線を確認できないことが多く，他覚的所見（限局性圧痛，深呼吸時の痛み，咳・くしゃみでの疼痛）から肋骨骨折と診断する．
- 外力が強い場合，多発骨折のことがあり，外傷性気胸や血気胸に注意する（図）．
- スポーツなどの反復する体幹の回旋運動で，肋骨疲労骨折を発症することがあることに留意すべきである．

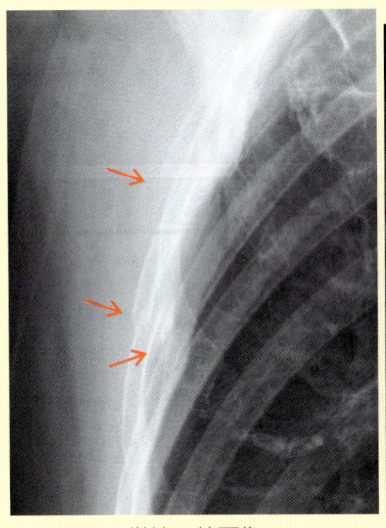

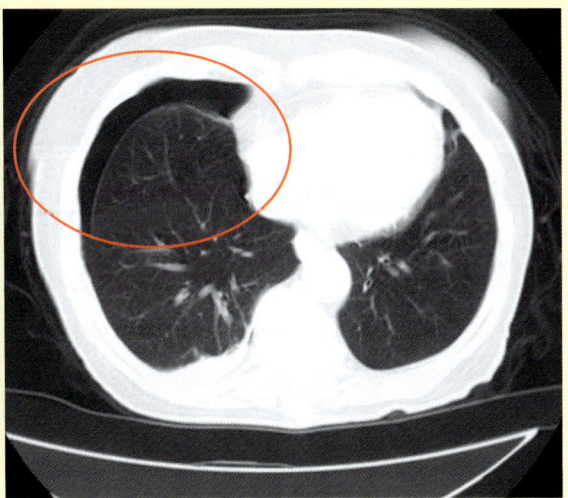

単純X線画像　　　　　　CT画像（横断像）

● 肋骨多発骨折
　CT画像では気胸を認める．

第 4 章　胸部・脊柱

3　椎間板

要点

椎間板は，椎体の間にあり，中心の髄核とその周囲を取り囲む線維輪からなっている．主な機能は椎体間の緩衝作用やスムーズな動きを可能にすること，さらに荷重の伝達などがある．
椎間板は加齢とともに変性し，椎間板ヘルニアを生じることになる．

骨指標と触診法

■ 骨指標・触診法

- 腰椎は棘突起が水平に位置しており，棘突起間に指をさしこんだ高さ（横突起の高さ）のやや上方に椎間板があるといえる．
- 触知は不可能である．

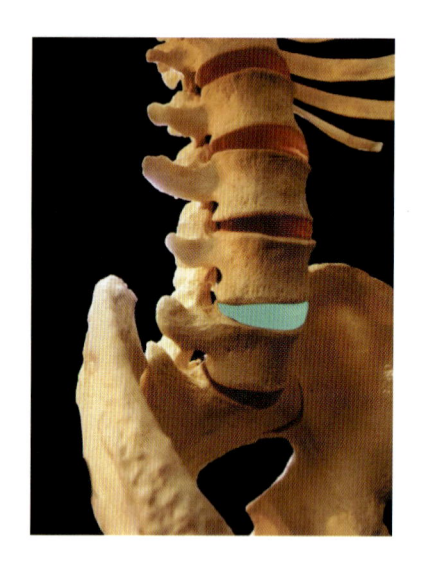

触診できない疾患

腰椎椎間板ヘルニア

■ 発生要因

成長期のスポーツ選手に発生する腰痛の多くは筋肉に起因した痛みであるが，診察上注意していなければいけないものに，腰椎分離症，腰椎椎間板症がある．

症例1　13歳　男性　腰椎椎間板ヘルニア　柔道

　柔道で技をかけられた際に腰痛が出現する．経過をみていたが，両下肢のしびれが出現したため受診された．体幹前屈位での疼痛が強く，指床間距離（FFD）は 50 cm，両下肢とも SLR テストは疼痛のため約 30°であった．伸展時の疼痛はなかった．知覚異常は右下腿外側〜足背に認めたが，筋力低下はなく，腱反射も正常であった．MRI 画像にて L4/5 に中心性のヘルニア所見を認めたため，腰椎椎間板ヘルニアと診断された．

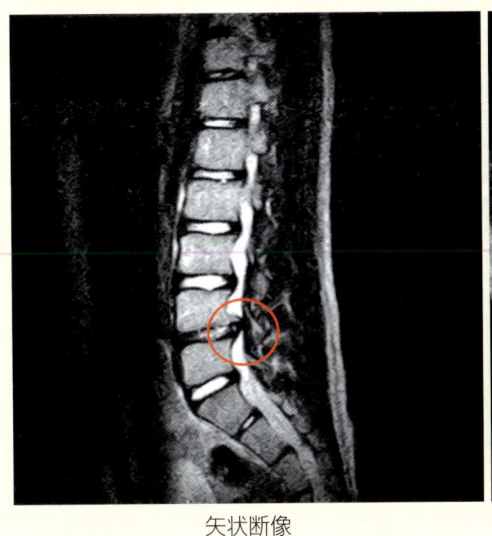

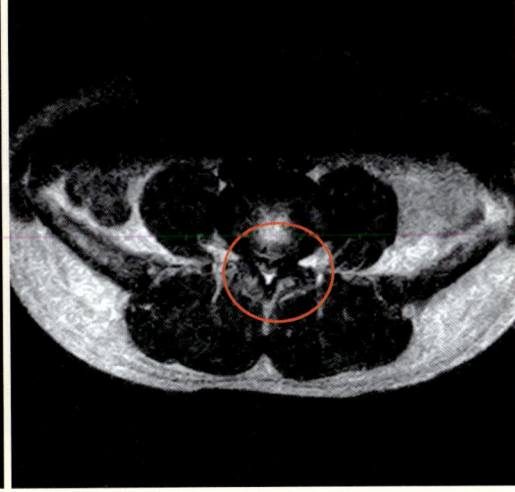

矢状断像　　　　　　　　　　横断像

- 中心性の椎間板ヘルニアの MRI 画像（T2 強調画像）
  L4/5 椎間板の後方突出を認め，全体的な神経圧迫を認める．

3. 椎間板

症例2　15歳　男性　腰椎椎間板ヘルニア

　原因なく腰痛と右下肢痛が出現する．理学所見では両下肢ともSLRテストで70°，知覚異常は右下腿外側に軽度認めたが，筋力低下は認めなかった．下肢痛が強いことから，MRI検査を行い第4・5腰椎間（L4/5）に椎間板の右側突出を認めた．症状と一致するため，右腰椎椎間板ヘルニアと診断された．

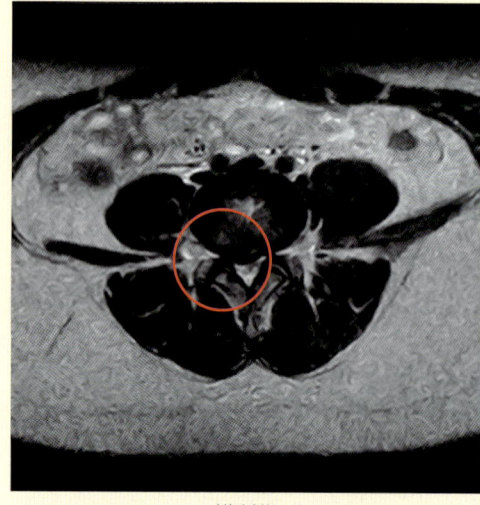

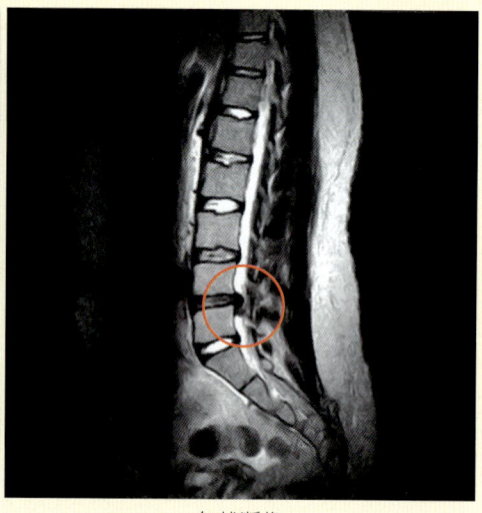

横断像　　　　　　　　　　　　　　矢状断像

● 右腰椎椎間板ヘルニアのMRI画像（T2強調画像）
　L4/5で右側に椎間板の突出が確認できた．

> **臨床の鍵**
> - 神経学的所見として，筋力，知覚，腱反射を確認する．
> - SLRテストが70°以下であって，下肢へ放散痛がみられれば本疾患を強く疑う．ただし，筋の硬さ（tightness）が強い場合もあるので必ず両側を確認する．
> - MRIによる画像診断において，画像と症状から予想される責任高位が一致しているかを評価する．
> - 膀胱直腸障害が生じていれば早急に専門医を紹介する（問診事項）．

> **注意すべき疾患** バーナー症候群
>
> 　ラグビー，アメリカンフットボールなどのコンタクトスポーツで，衝突や転倒した際に頸部から上肢にかけて灼熱感，放散痛を生じることがある．しびれが走る際に，「熱いものが走った」などと表現する選手が多いことから，バーナー症候群という名称の由来がある．頸が過度に曲げられ，頸から出る神経が牽引や圧迫された場合など，いくつか受傷パターンが挙げられる．
>
> 　症状は，頸から上肢にかけての焼けるような痛みが生じる．また一時的に肩外転筋力の低下が生じる場合もある．
>
> 　治療：症状が消えるまで安静が必要である．特に筋力低下がある場合には，完全に筋力の回復を待ってからの復帰を厳重にすべきである．バーナー症候群を繰り返す場合には，頸椎ヘルニアのほか，後縦靱帯骨化症などのチェックが必要である．

文　献

1) Meyer SA, et al：Cervical spinal stenosis and stingers in collegiate football players. *Am J Sports Med*, 22：158-166, 1994.

第4章　胸部・脊柱

4　第4・5腰椎棘突起

要　点

　左右腸骨稜の最頂点を結んだラインをヤコビー線といい，第4・5腰椎棘突起間がこの位置にあたる．この部位の特定は，腰椎分離症，あるいは腰椎すべり症を最も多く発症することから極めて重要といえる．また，棘突起の圧痛の有無は上記疾患を判断する上での参考となる．

骨指標と触診法

■ 骨指標

- 腰椎棘突起を示す．
- ヤコビー線を目安として第4・5腰椎棘突起間を確認する．また，胸郭下縁の第10肋骨に連結する第10胸椎や，浮遊肋骨（第11，12胸椎）を参考に位置を確認できる．

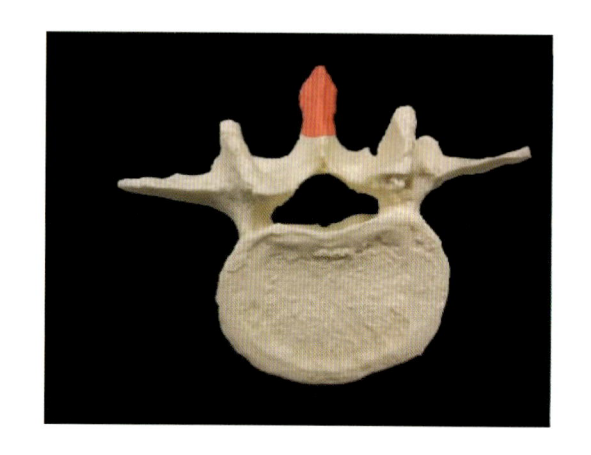

■ 触診法

- 第4・5腰椎棘突起の位置を示す．

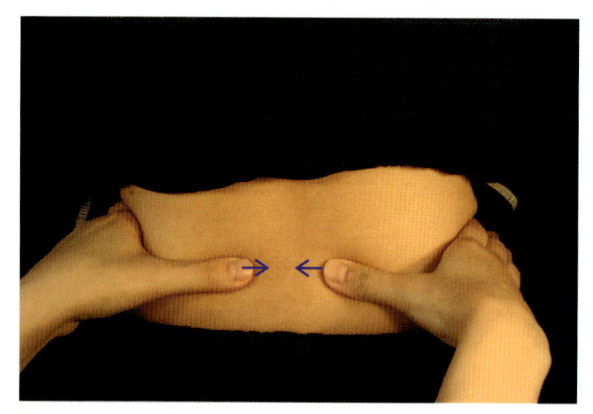

① ヤコビー線をとり，第4・5腰椎棘突起間を特定する．上方が第4腰椎棘突起，下方が第5腰椎棘突起となる．

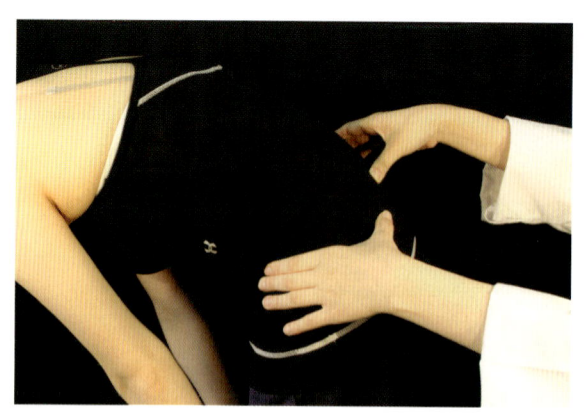

② 体幹を屈曲・伸展させることで，棘突起間の動きを触知できる．

腰椎分離症

■ 発生要因

　先天的素因で発生するものもあるが，多くは腰椎疲労骨折が原因となる．バレーボール，サッカー，野球など，あらゆるスポーツで発生する．要因として，腰椎の伸展・回旋動作による繰り返しのストレスが挙げられ，関節突起間部に応力が加わって亀裂を生じる．若年者で腰痛を訴える場合には，まず疑うべき疾患である．単純X線画像での早期変化は乏しく，疑われれば専門医によるMRIの撮影が早期発見上重要となる．

症例　17歳　男性　腰椎分離症　サッカー

　1週間前，サッカーの試合中に腰痛が出現する．運動を継続して様子をみたが，疼痛が強くなったため受診された．前屈動作では痛みがなく，伸展時（右側Kemp動作）に疼痛が強く誘発され，圧痛はL5棘突起付近に認められた．単純X線画像で明らかな所見はなく，MRI検査にて右側のL5椎弓にSTIR画像にて高信号を認めたため，腰椎分離症と診断された（図1）．なお，後日撮影したCT撮影でL5右側に亀裂を認めた（図2）．

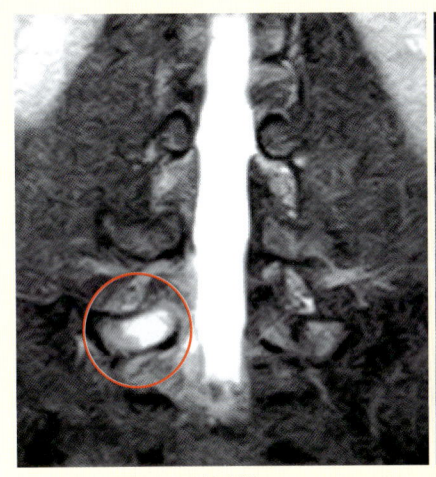

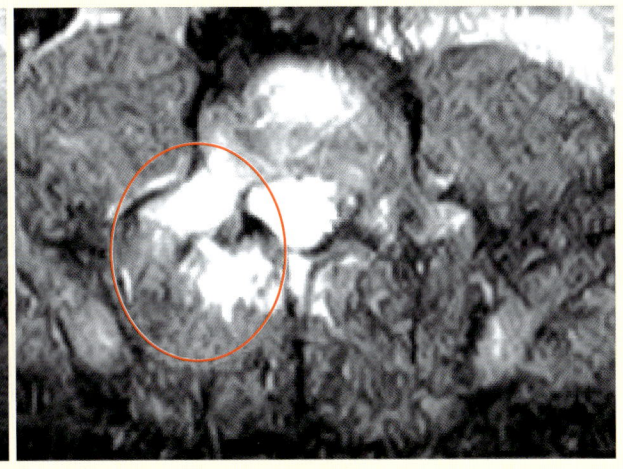

冠状断像　　　　　　　　　　　　横断像

● 図1　腰椎分離症のMRI画像（STIR画像）
　冠状断像で，L5腰椎椎弓の骨髄内に異常信号を認める．横断像で，右側椎弓から椎弓根部にかけて骨髄内に異常信号を認める．

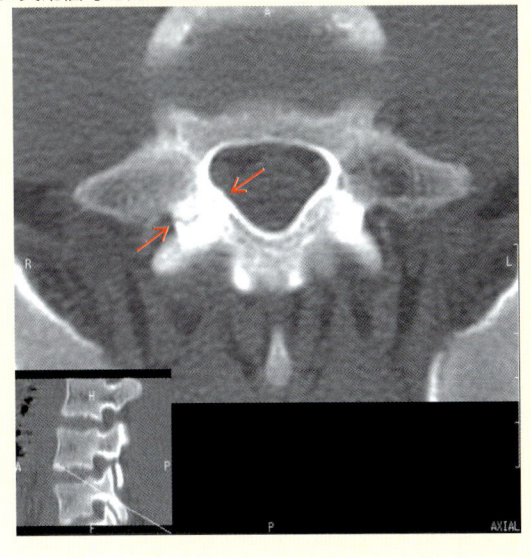

● 図2　腰椎分離症のCT画像（横断像）
　矢印で示す部位に骨折線を認める．

4. 第4・5腰椎棘突起

> **臨床の鍵**
> - 若年者の腰痛では，腰椎の伸展痛，回旋痛，棘突起の圧痛，Kemp動作での疼痛が誘発（特に腰椎伸展痛）されれば腰椎分離症を考える．
> - 単純X線画像で骨折線を確認できないことも多い．特に，初期には骨折線が明らかでないことや，進行期でも骨折線（発生する亀裂の角度）は個人で異なるため，必ずしも単純X線斜位像（45°位）では明確にできないことを留意すべきである．
> - 腰椎分離症の早期診断には，特にMRI検査が有効である．
> - 筋筋膜性腰痛とは異なり，安静や理学療法で症状が改善されない腰痛，頑固な腰痛，しばらく休んだ後に復帰してもすぐに再発する腰痛などでは本疾患が隠れていることが多い．
> - 症状からの類似疾患として仙骨疲労骨折も挙げられるため，MRI読影の際に注意する．
> - 分離症には片側分離が多く，治療を完了しないまま復帰すると分離が癒合しない場合が多い．片側分離が残存すると，対側に応力が増加するため対側分離症の発症率が高くなる．
> - 発育期腰椎椎体の二次骨化核からみた骨齢のstagingは，単純X線画像で確認できる．骨化核出現の前段階（cartilaginous stage），骨化核出現の時期（apophyseal stage）における両側分離は，腰椎すべり症に移行する可能性が高くなる．したがって，硬性コルセットを使用した上で慎重に完全癒合を目指すべきである．

第4章　胸部・脊柱

5　腰椎横突起

> **要点**
>
> 腰椎横突起は椎体の左右から横に伸びる1対の扁平な突起であり，第3横突起が最も大きい．横突起は脊柱起立筋群によって表面から覆われており，触知困難といえる．臨床的に横突起は付着する筋群（大腰筋，腰方形筋，横突棘筋群）の牽引力によって裂離骨折をきたすことが多く，痛みは持続する．一方，内科的疾患としての腎臓からの関連痛を考慮する必要がある．

骨指標と触診法

■ 骨指標・触診法

- 横突起の位置を示す．
- 外観上，立位では棘突起間に横突起が位置しており，棘突起から推測するのみである．

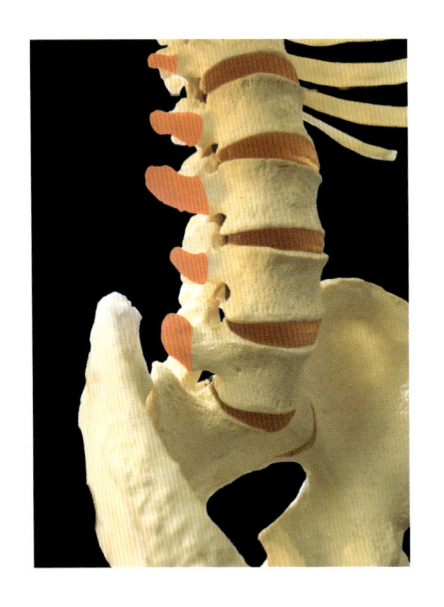

触診しにくい疾患

腰椎横突起骨折

■ 発生要因

相手との競り合いによる接触，転倒時の打撲など，直達外力が原因となることが多い．受傷時，痛みが強く歩行困難な状態で来院される．横突起周囲に圧痛が著明であり，強い運動痛を訴える．コルセット等を用いて安静にすれば，約6～8週間で疼痛は寛解することから予後は良好とされている．

5. 腰椎横突起

> **症例**　17歳　男性　左腰椎横突起骨折　サッカー

　サッカー中に相手の膝が左腰部に当たり疼痛が出現する．その後20分間はプレーを続けられたが，疼痛が強いために受診された．尿色は正常，深呼吸時に痛みはなく，体幹の前屈・後屈は，痛みを訴えるも可能であった．L2, L3の横突起周囲に強い圧痛を確認でき，単純X線画像で腰椎横突起骨折を疑わせる所見がみられた．CT検査により，L3, L4の左横突起に骨折線を認め，骨折と診断された（図）．

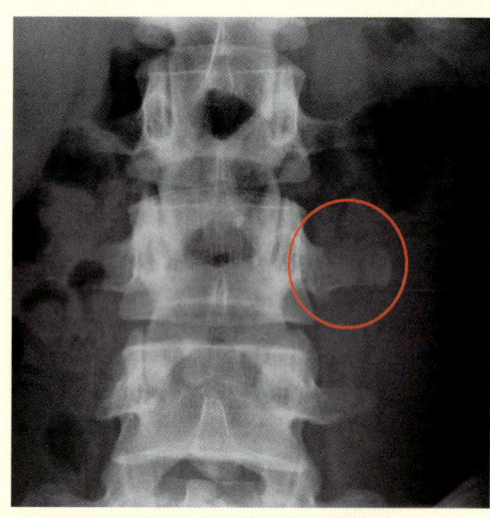

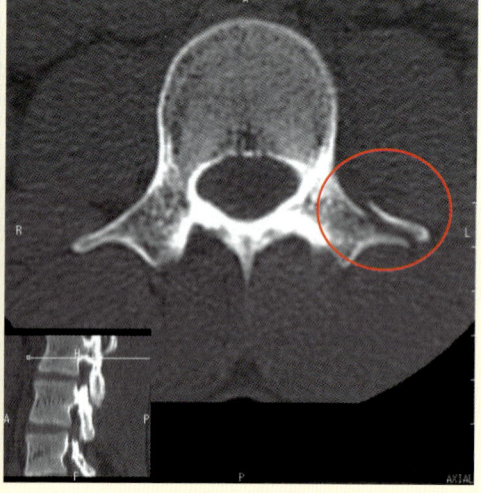

単純X線画像（正面像）　　　CT画像（横断像）

● 左腰椎横突起骨折
　単純X線画像で○印に骨折線を疑う所見があり，CT画像にて骨折線が確認された．

臨床の鍵

▶ 衝突時の直達外力による腰部打撲によるものが多い（直達性）．腰椎を強く捻った際にも発症することがあるが（介達性），これは極めて稀である．

▶ 骨癒合しない場合でも，慢性腰痛の原因となることは稀である．

▶ 多くの場合，6週〜8週間で症状は落ち着き骨癒合することが多い．

▶ 直達外力による損傷がほとんどのため，念のため腎臓損傷がないか尿色を必ずチェック・確認する．

▶ なお，直達外力による場合，腎臓損傷（主に腎被膜下出血が多い）による血尿（顕微鏡的血尿：飲料水のコーラを水で薄めたような色）が発生していないか確認する．

▶ さらに，顕微鏡的血尿を認めた場合，精査が必要である．一度泌尿器科を受診させる．なお，顕微鏡的血尿は3カ月程度続くことがある．

第4章　胸部・脊柱

6 腹直筋

要点

　腹部の前面において，3〜4本の腱画によって分割された腹直筋を触知できる．腹直筋は外腹斜筋と内腹斜筋でつくられた腹直筋鞘の前葉と，内腹斜筋と腹横筋でつくられた腹直筋鞘の後葉で囲まれており（臍より上），臍より下は外腹斜筋，内腹斜筋，腹横筋の3筋でつくられた前葉のみで囲まれている．作用は体幹の屈曲が主である．臨床的に，過度の腹筋の使用は筋損傷を生じさせることがある．

骨指標と触診法

■ 骨指標

- 恥骨結合，恥骨結節から起始する．
- 剣状突起の前面と第5〜7肋軟骨に停止する．
写真は右のみを示す．

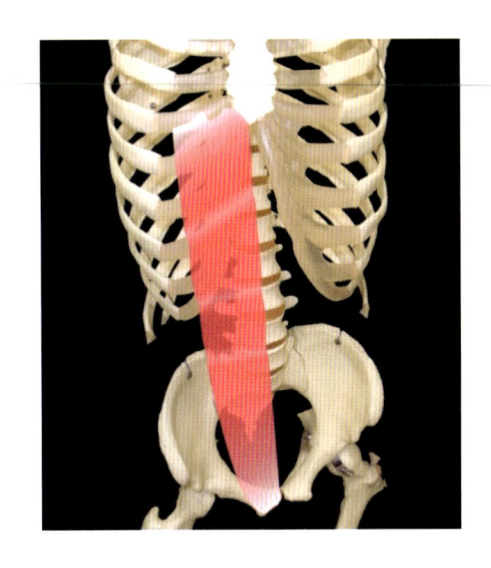

■ 触診法

1. 背臥位での腹直筋の位置を示す．
2. 腹部前面に指を当て，体幹の屈曲（腹筋動作；シットアップ）を行わせると，筋の収縮を確認できる（膝を曲げて行うと，さらに観察しやすくなる）．
3. 筋収縮時，3〜4個の腱画を確認できる．

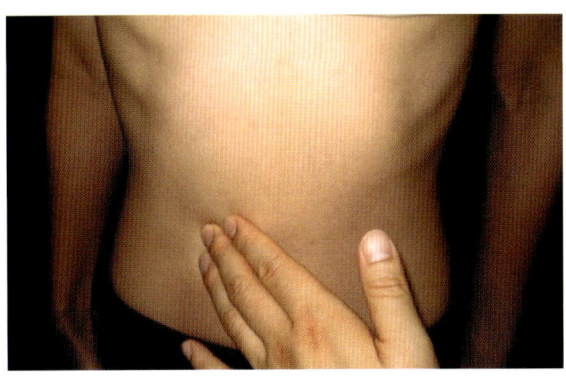

6. 腹直筋

腹直筋肉離れ

■ 発生要因

バレーボールでのスパイクや体幹の伸展動作を伴うトレーニングにて発症することが多い．明らかな外傷はないが，腹直筋の収縮を繰り返すことで腹部に痛みを訴える．MRI画像にて，腹直筋に出血，浮腫を思わせる異常信号を確認できる．安静によって症状は消失するが，同様の動きで疼痛が誘発されやすい．

症例　16歳　女性　腹直筋肉離れ　テニス

テニスの練習で，しゃがんだ状態からジャンプして体幹の伸展を繰り返す動作をしながら前進するトレーニング中に，腹部に疼痛が出現する．腹直筋部に圧痛がみられ，ストレッチ，あるいは収縮時に疼痛が誘発された．MRI（STIR画像）検査の結果，腹直筋部に高信号域が認められたため，腹直筋の肉離れと診断された．

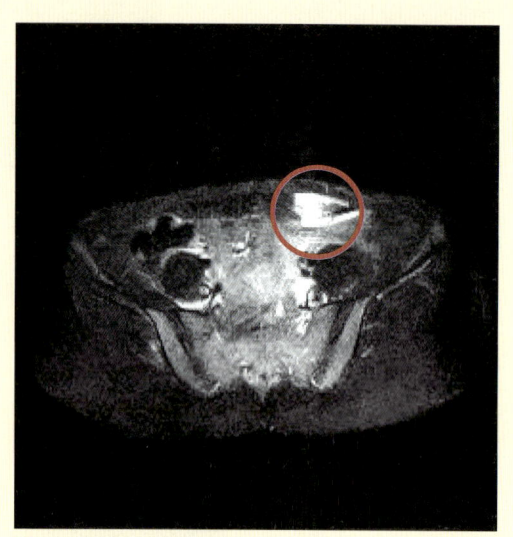

● MRI画像（横断面，STIR画像）
腹直筋部に高信号が確認される．

臨床の鍵

▶ 腹直筋部の圧痛，さらに筋収縮痛を認める．
▶ 腹直筋の過使用（over use）は，発症の可能性を高めると考えられる．
▶ MRI検査は腹直筋の肉離れを確認する上で有効である．
▶ 通常の肉離れと同様，腹直筋の遠心性収縮が発生機序に影響するものと考えられる．

付.

画像所見の活用方法

　単純 X 線画像，CT 画像，MRI 画像の用語の説明や意義については既刊『実践スポーツ障害のみかた 下肢編』を参照していただきたい．

　本書では単純 X 線画像，CT 画像，MRI 画像について，単独あるいはいくつかの組み合わせをすることで的確に診断にいきつく過程を紹介する．しかし，いつも根底にあることは，問診，臨床所見をしっかりとり，所見から何を疑うかを明確に絞り込むことである．事例にも示すが，基本となる X 線で確認できなくても，臨床所見からどの検査を追加すればよいか予備知識をもつことである．
　すなわち，トレーナーとして選手を守る上で，選手が近医でなんともないと言われても，どのような検査によって，なんともないと言われたのかを把握できることが重要である．
　スポーツ領域で多い手足の疲労骨折，あるいは腰椎分離症などは，発生していても時期によっては X 線ではまったく所見のでないこともある．
　ここでは事例を紹介しながら，診断までの過程を示し，問診や診察から考える傷害を診断するにはどのような検査を追加すれば，選手にも家族にも，納得した診断ができるかを一緒に経験していきたい．

Ⅰ．X 線画像のみで解決できる事例

事例 1
　ラグビー中に転倒，手関節に腫脹・変形を伴い，来院する．

　受傷機転と受傷部位から橈骨遠位端骨折を想定した．X 線では橈骨遠位端骨折を認め，転位があったため徒手整復を実施した．橈骨骨折における骨折部位を描出している（図 1 →）．
　正面像，側面像から転位方向が確認でき，整復を行う上での方向性が決定される．また，骨の既往歴

正面像　　　　　　　　　側面像

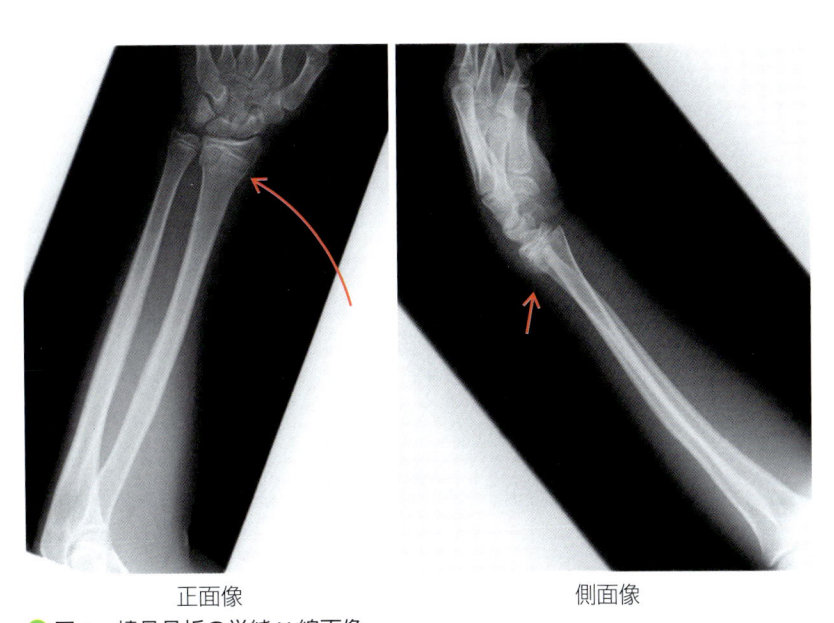

● 図 1　橈骨骨折の単純 X 線画像
　2 枚の画像から，転位の方向が確認でき，整復の方向をどのようにすべきかが判断できる．

付．画像所見の活用方法

Ⅱ．X線画像・MRI画像の組み合わせで病態と治療方針を決定

> **事例2**
> 14歳，野球少年が他院にて上腕骨離断性骨軟骨炎の診断をうけ手術を勧められた．前医ではX線だけの評価であり，セカンドオピニオンと精密検査を希望され来院する．

臨床的には関節可動域には左右差なく，肘の運動にともなうクリック音や引っかかりなどの症状もなかった．X線では上腕骨外側上顆に外側型OCDを認めた．病変部の範囲が大きくMRIを施行した（図2）．MRI（STIR）画像では病変部は正常骨髄の信号よりも高信号を呈していた．

単純X線画像とMRI画像から手術も考えたが，臨床所見で症状が軽いこと，家族も本人も6カ月程

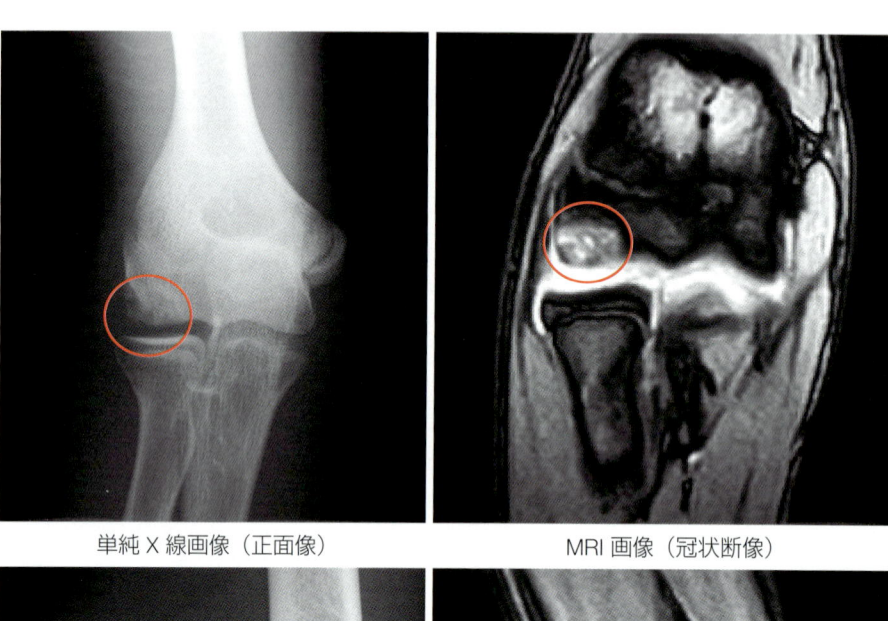

単純X線画像（正面像） MRI画像（冠状断像）

単純X線画像（側面像） MRI画像（矢状断像）

● 図2 右肘離断性骨軟骨炎（OCD）
X線画像から外側型OCDが確認できる（○印）．一方，MRI画像（冠状断像）では，患部は中等度信号（グレー）として描出され（○印），関節面から内部へ続く高信号の領域が確認できる．高信号の領域は，関節軟骨表面に損傷があり，軟骨下骨に関節液が流入していることを示唆している（下右○印）．

度は投球中止できるとのこともあり，上腕骨の成長線が残存していることから，まずは保存療法の適応と判定した．

X線画像で骨を，MRI画像で軟部組織（軟骨，筋肉，腱，関節液など）のほかX線画像に写らない骨髄内変化をとらえることができる．

事例3

14歳，サッカー選手．試合中に転倒する．手関節に激痛があり，また運動制限もあるため来院する．手関節部の圧痛はスナッフボックスと舟状骨結節に認めた．

臨床的には舟状骨骨折を疑い，X線も正面像のほか，手関節尺屈位での撮影も追加した．しかしX線では明らかな骨折線を認めなかった．今回はシーネを装着し，1週間後に再度X線を撮影する方針とした．しかし家族から骨折があるかはっきりさせたいという希望があり，MRIを施行した（図3）．

MRIではT1強調画像で舟状骨中央部に正常骨髄の信号よりも低い領域を認め，STIR画像でも舟状骨内部に高信号領域を明確に認めたために，舟状骨骨折と診断した．

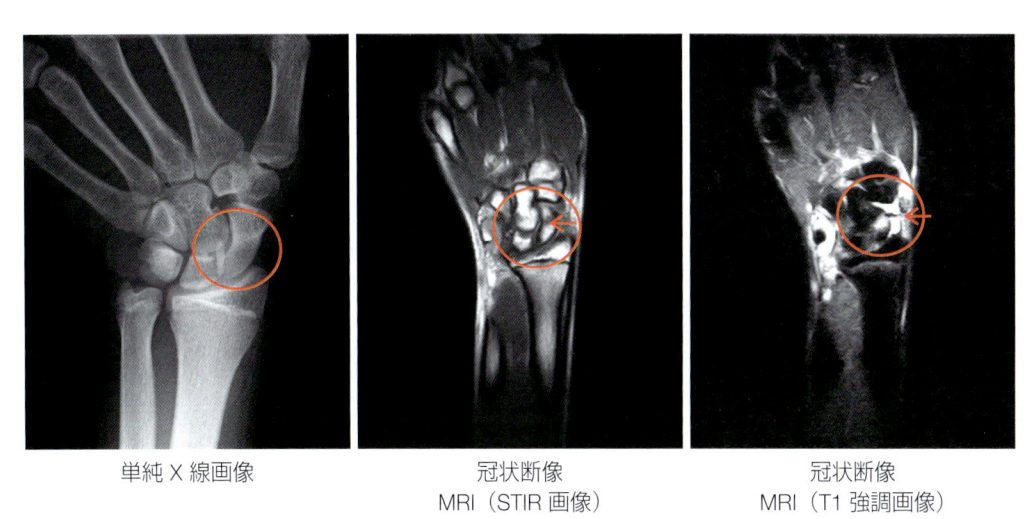

単純X線画像　　　　　冠状断像　　　　　　冠状断像
　　　　　　　　MRI（STIR画像）　　MRI（T1強調画像）

● 図3　舟状骨骨折
　X線画像からは骨折線は確認できない（○印）．MRI（STIR画像）画像から舟状骨内部が高信号（○，矢印）に，T1強調画像では中等度になっていることから，骨折の所見を判断できる（○，矢印）．

付．画像所見の活用方法

Ⅲ．X線画像・CT画像の組み合わせ

事例4

高校野球の選手で，バッティング練習の後から手痛があり，他院でのX線では異常なしと言われるも改善しないため，来院する．

臨床所見としては，圧痛が手掌に限局して認められた．受傷機転やスポーツ種目，また圧痛部位から，有鉤骨鉤の骨折を強く疑った．

X線では通常撮影のほかに両側の手根管撮影を追加した．その結果，有鉤骨鉤基部に骨折線が明瞭にみられなかったためCTを撮影した（図4）．

CTで左右を比較すると明確に骨折を示すことができ，選手や家族も納得された．

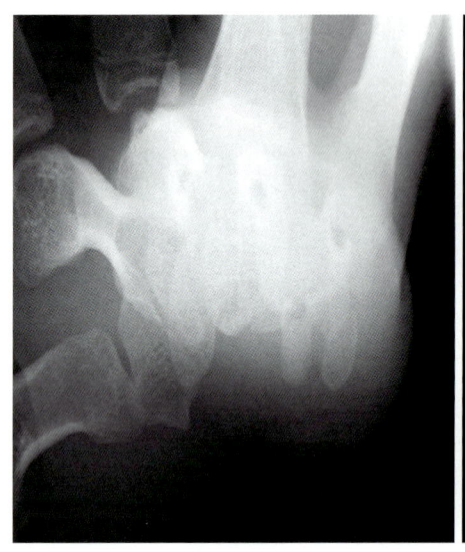

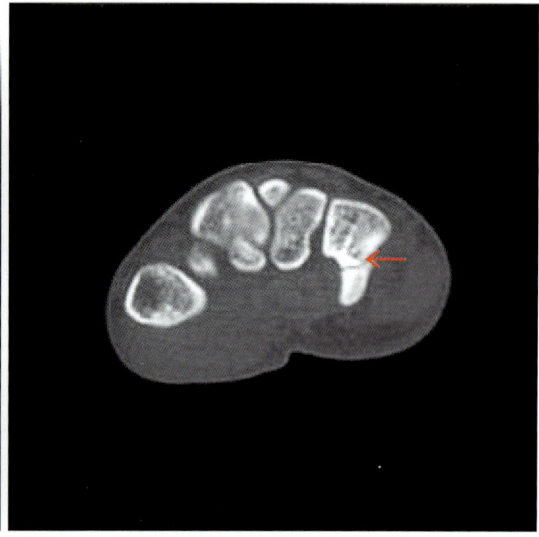

単純X線画像　　　　　　　　　CT画像（横断像）

● 図4　有鉤骨鉤骨折
手根管撮影すれば診断は可能であるが，有鉤骨鉤骨折は骨折初期は疼痛のため撮影に十分な肢位をとらせるのが困難である．そのため，X線画像では異常を見つけにくい．一方，CT画像から有鉤骨鉤に骨折線を認めることができた（矢印）．

付．画像所見の活用方法

Ⅳ．X線画像のみでは診断できず，MRI画像とCT画像の組み合わせで診断

事例5

15歳男性，腰痛が改善せず，来院する．

臨床所見では腰椎の前屈痛はなく，伸展痛と右のKemp肢位で疼痛が誘発された．X線では明らかな異常は認めない．スポーツができないレベルの痛みであり，家族が精密検査を希望された．

MRIを施行すると，第5腰椎右の椎弓根部に高信号領域を認めた．臨床所見と画像からは腰椎分離症と診断した．X線では亀裂は認めなかったが，CT画像では右に亀裂を認めた（図5）．

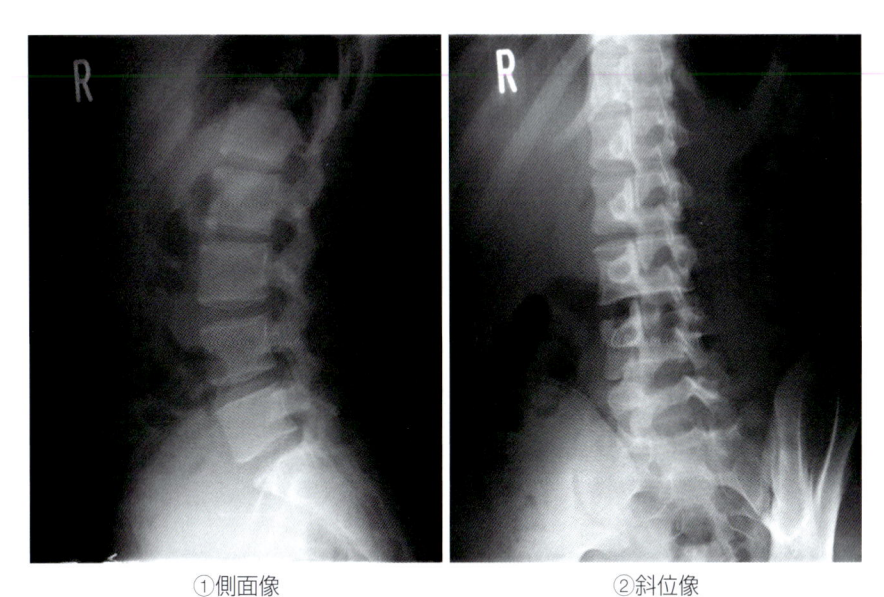

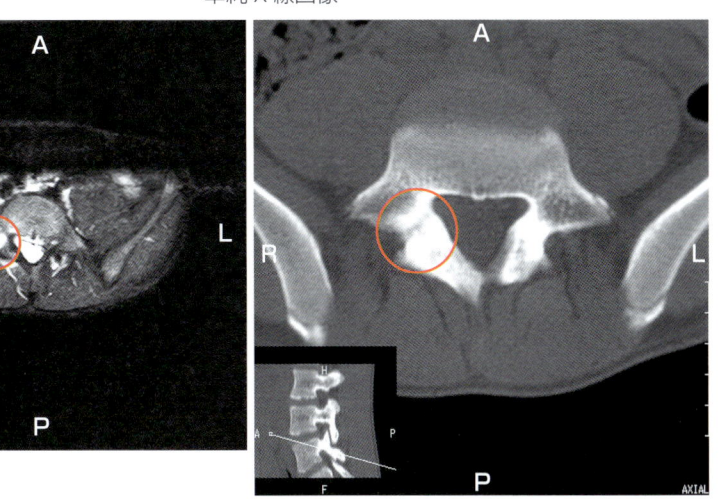

①側面像　　②斜位像
単純X線画像

③MRI画像（横断像）　　④CT画像（横断像）

● 図5　第5腰椎右側分離症
単純X線画像では骨折線は明らかでない（①，②）．MRIで右椎弓根部に高信号域（○）を認める（③）．CT画像では亀裂（○）を認める（④）．

付．画像所見の活用方法

おわりに

　画像検査装置は年々進歩しており，特にMRI検査においては，骨年齢を計測したり，関節軟骨のプロテオグリカン量の評価も可能となっている．CT検査はいままでは術後に金属が入っていると影響が非常に大きくでてしまい正確な画像がとれなかったが，近年，金属によるアーチファクトを消去する技術が発達し，金属が近傍にあっても撮像できる時代となった．装置の進歩や画像のもたらす意義の変化にも対応するために常に新しい情報を取り入れる姿勢が，医療従事者，トレーナーともに必要である．
　診断権は医師に属するが，医師以外の医療従事者においても画像の読み方，意義を理解することに努めることで，よりよいチーム医療が可能となり，選手の役に立てると考える．

(中上晃一)

文　献

1) 堀尾重治：骨・関節X線写真の撮りかたと見かた．第8版，医学書院，2010．
2) 佐志隆士：手にとるようにわかる骨関節単純X線写真はじめの一歩．ベクトルコア社，2006．
3) 百島祐貴：MRIの読み方．医学教育出版社，1999．
4) 黒澤尚・他：スポーツ外傷学Ⅰ，Ⅱ，Ⅲ，Ⅳ．医歯薬出版，2001．
5) 西良浩一・他：発育期腰椎分離症・すべり症の発生メカニズム．*MB Orthop*，20 (9)：7-15，2007．

索 引

欧文

AOL……………………………………48
Carpometacarpal boss………………89
DIP……………………………………90
DISI……………………………………78
DRUJ…………………………………68
　——バロットメントテスト……70
ECU……………………………………73
empty sign……………………………27
FFD……………………………………105
gamekeeper's thumb…………………85
GJL……………………………………6
ICRS 分類……………………………43
IGHL-labrum…………………………19
IP………………………………………90
Kemp 肢位……………………………119
Kemp 動作……………………109, 110
Lichtman 分類（病期分類）……79, 80
MP 関節…………………………84, 87
Neer-Horowitz 分類…………………32
OCD……………………………41, 43
PIP……………………………………90
PIP 関節側副靱帯損傷………………91
PIP 関節脱臼…………………………92
QLS……………………………………18
Rockwood の分類……………………9
skier's thumb…………………………85
SLAP 損傷………………15, 25, 28
SLR テスト……………105, 106, 107
Snyder の分類……………………28, 29
Stener 損傷………………………85, 86
TFCC……………………………69, 70
TFCC 損傷………………………70, 71
UCL……………………………48, 49
VISI……………………………………78
X 線タンジェンシャルビュー………41

数字

3D-CT 画像……………………………89

あ

アームレスリング……………………33

い

インターナルインピンジメント
　………………………………12, 28
インピンジメントテスト……………14

う

烏口肩峰靱帯…………………………3
烏口鎖骨靱帯…………………………3
烏口上腕靱帯…………………………3
烏口突起………………………………3
烏口腕筋………………………………3

え

腋窩神経…………………………18, 19
腋窩神経損傷…………………………19
遠位指節間関節………………………90
遠位橈尺関節…………………………67
　——の不安定性……………………68
遠位橈尺関節損傷……………………65
遠位橈尺関節脱臼……………………68

お

オズボーン靱帯………………………50
オブライエンテスト………………28, 29

か

ガングリオン………………23, 24, 89
下関節上腕靱帯―関節唇構成体…19
仮骨形成………………………………60
仮肋骨…………………………………101
過使用症候群…………………………66
顆状関節………………………………84
解剖学的関節…………………………8
解剖学的肢位…………………………67

外傷性気胸……………………………103
外旋位固定……………………………7
外側型 OCD…………………………116
外腹斜筋………………………………113
肩関節前方脱臼………………………19
肩関節脱臼……………………………4
滑膜性病変………………………39, 40
壁押しテスト…………………………17
関節唇…………………………………25
関節唇損傷………………………28, 29
関節内インピンジメント……………12

き

キーンベック病………………………79
基節骨…………………………………94
偽性脱臼………………………………9
球関節…………………………………40
胸郭出口症候群………………………99
棘下窩…………………………………21
棘下筋…………………………………21
棘上窩…………………………………21
棘上筋…………………………………21
棘上筋腱………………………………12
棘上筋腱断裂…………………………13
棘上筋テスト……………………13, 15
近位指節間関節………………………90
近位手根列掌側回転型………………78
近位手根列背側回転型………………78
筋萎縮…………………………………23
筋筋膜性腰痛…………………………110

く

クランクテスト……………………28, 29
クリティカル・ゾーン………………13

け

ゲームキーパーズサム………………85
経皮的鋼線固定………………………96
頸椎ヘルニア…………………………107
血気胸…………………………………103
血尿……………………………………112

索引

結節間溝 …………………… 4, 25, 26
月状骨 …………………………… 79
肩甲棘 …………………………… 21
肩甲骨下角 ………………… 16, 101
肩甲骨関節上結節 ………………… 25
肩甲骨上角 ………………… 16, 101
肩甲骨内側縁 …………………… 16
肩甲上神経 ……………………… 21
肩甲上神経麻痺 ………………… 23
肩鎖関節 ………………………… 8
肩鎖関節脱臼 …………………… 9
肩峰下インピンジメント症候群 … 14
肩峰突出 ………………………… 6
腱画 …………………………… 113
腱交叉部 ………………………… 66
腱鞘炎 …………………………… 66
腱性マレット …………………… 95
腱板損傷の分類 ………………… 14
腱付着部炎 ……………………… 38
腱付着部症 ……………………… 45
顕微鏡的血尿 ………………… 112

こ

交叉性腱鞘炎 …………………… 66
後骨間神経麻痺 ………………… 36
後縦靱帯骨化症 ……………… 107
後捻角 …………………………… 31
後方四角腔 ……………………… 18
鉤状突起骨折 ……………… 57, 58
骨化核 ………………………… 110
骨棘形成 ………………………… 53
骨性マレット …………………… 95
　――の分類 …………………… 97
骨折の診察 ……………………… 34
骨端線損傷 ……………………… 64
骨端線離開 ……………………… 30
骨年齢 ………………………… 120

さ

サムアップ ……………………… 23
鎖骨外側端 …………………… 3, 4
鎖骨外側端骨折 ………………… 11
鎖骨の上方転位 ………………… 10
三角胸筋溝 ……………………… 4
三角筋 ………………………… 19
　――の萎縮 …………………… 19
　――の膨隆消失 ……………… 6
三角線維軟骨複合体 …………… 69

し

シットアップ ………………… 113
指床間距離 …………………… 105
指伸筋腱 ………………………… 74
指伸筋腱脱臼 …………………… 75
指節間関節 ……………………… 90
指節骨 …………………………… 94
車軸関節 ………………………… 67
尺骨 ……………………………… 59
尺骨茎状突起 …………………… 69
尺骨茎状突起骨折 ……………… 65
尺骨鉤状突起裂離骨折 ………… 49
尺骨骨幹部 ……………………… 59
尺骨神経 ………………………… 50
尺骨神経炎 ………………… 50, 51
尺骨突き上げ症候群 …………… 71
尺骨疲労骨折 …………………… 60
尺骨プラスバリアント ………… 71
尺側手根伸筋腱 …………… 72, 73
尺側手根伸筋腱鞘炎 …………… 73
尺側手根伸筋腱脱臼 …………… 73
尺側側副靱帯 ……………… 48, 49
尺側側副靱帯損傷 ……………… 49
手根管撮影 ………………… 82, 118
手根不安定症 …………………… 78
手指IP関節 ……………………… 90
舟状骨 ……………………… 76, 79
舟状骨結節 ……………………… 77
舟状骨骨折 ………… 64, 65, 77, 117
小胸筋 …………………………… 3
掌側板 …………………………… 90
　――の関節内陥頓 …………… 93
上腕骨顆上骨折 ………………… 56
上腕骨外側上顆 ………………… 37
上腕骨外側上顆炎 ……………… 38
上腕骨近位骨端線 ……………… 30
上腕骨外科頸骨折 ……………… 19
上腕骨骨幹部 …………………… 33
上腕骨骨折 ……………………… 34
上腕骨骨端線離開 ……………… 31
上腕骨内側上顆 ………………… 45
　――の裂離骨折 ……………… 49
上腕骨離断性骨軟骨炎 ………… 116
上腕三頭筋腱 …………………… 53
上腕二頭筋筋腹 ………………… 27
上腕二頭筋腱脱臼 ……………… 27
上腕二頭筋短頭 ………………… 3
上腕二頭筋長頭腱 ……………… 25
上腕二頭筋長頭腱断裂 ……… 26, 27
伸筋腱帽 ………………………… 75
伸筋支帯 ………………………… 76
神経損傷 ………………………… 58
神経伝導速度 …………………… 52
真肋骨 ………………………… 101
腎臓損傷 ……………………… 112
腎被膜下出血 ………………… 112

す

スキーヤーズサム ……………… 85
スタックの分類 ………………… 97
ステナー損傷 ……………… 85, 86
ストレス撮影 ……………… 11, 49
ストレステスト ………………… 27
スナッフボックス ……………… 76
スピードテスト ………………… 27

せ

セカンドオピニオン ………… 116
成長軟骨板 ……………………… 30
仙骨疲労骨折 ………………… 110
全身弛緩性 ……………………… 6
前鋸筋麻痺 ……………………… 17
前斜走線維 ……………………… 48
前方不安定性テスト …………… 6

そ

側副靱帯損傷 …………………… 57
側方動揺性 ………………… 85, 98
側方不安定性 …………………… 92

た

タンジェンシャルビュー …… 42, 43
大鎖骨上窩 ……………………… 99
第1指MP関節 …………………… 84
第1指MP関節損傷 ……………… 85
第1肋骨疲労骨折 …………… 99, 100
第4・5腰椎棘突起 …………… 108
単純X線ストレス撮影 ………… 91
弾発固定 ………………………… 58

ち

チェアーテスト ………………… 39
チネル徴候 ………………… 51, 52

索引

中指伸筋腱脱臼 75
中指伸展テスト 38, 39
中手骨 87
中手骨骨折 88
中手指節関節 84, 87
中節骨 94
中節骨基部剥離骨折 98
肘関節後方脱臼 56, 57
肘頭 53
肘頭滑液包炎 55
肘頭骨端線離開 54
肘頭疲労骨折 54
肘部管 50
肘部管症候群 50, 52
長胸神経 17
長胸神経麻痺 16
長母指伸筋腱断裂 65

つ

突き指 90, 91, 95, 96
椎間板 104
椎間板ヘルニア 104
掴み手 91

て

テニス肘 37

と

トムゼンテスト 38, 39
ド・ケルバン腱鞘炎 66
投球骨折 34
豆状骨 81
透明帯 41
橈骨遠位端骨折 64, 115
橈骨遠位端部 63
橈骨手根関節 63
橈骨神経 36
橈骨神経溝 33
橈骨神経麻痺 35
橈骨頭骨折 49

な

内側上顆骨折 57
内腹斜筋 113

に

ニュートラルバリアント 71

は

バーナー症候群 107
バンカート損傷 6
原テスト 46

ひ

ヒューター三角 54, 56
ヒューター線 54, 56
ヒルサックス損傷 5, 6
ピアノキーサイン 11

ふ

ファイター骨折 88
フローゼアーケード 36
プライザー病 79
プラスバリアント 71
プロテオグリカン量 120
浮遊肋骨 101
副腎皮質ステロイドホルモン 79
腹横筋 113
腹直筋 113
腹直筋鞘 113
腹直筋肉離れ 114

へ

ベネット骨折 87
ベネット病変 20
ペインフルアークサイン 15
平面関節 8

ほ

ホーキンステスト 15
ボクサー骨折 88
ボタン穴変形 98
膀胱直腸障害 107

ま

マイナスバリアント 71
マレットフィンガー 95

摩擦性神経炎 17
末節骨 94

み

三浪の分類 43

む

ムービングバルガスストレステスト 46, 47

や

ヤーガソンテスト 27
ヤコビー線 108
野球肘（外側型）41
　　　――（後方型）54
　　　――（内側型）45, 46

ゆ

有鉤骨 81
有鉤骨鉤 81
有鉤骨鉤骨折 82, 83, 118
有痛弧徴候 15

よ

腰椎横突起 111
腰椎横突起骨折 111
腰椎棘突起 108
腰椎すべり症 108
腰椎椎間板症 104
腰椎椎間板ヘルニア 104
腰椎疲労骨折 109
腰椎分離症 104, 108, 109
翼状肩甲 16, 17

り

リスター結節 63
リトルリーガーズショルダー 30
離断性骨軟骨炎 40, 41
　　　――の分類 43

ろ

ロックウッドの分類 9
肋椎関節 101

索 引

肋骨 …………………………………101
肋骨骨折 ……………………………102

わ

腕橈関節 ……………………………40

【著者略歴】

武田 康志（医師，体育学博士）
- 1991年　産業医科大学医学部卒業
- 　　　　産業医科大学整形外科入局
- 1993年　青森労災病院整形外科
- 1995年　東京労災病院整形外科
- 1996年　産業医科大学整形外科
- 1997年　関東労災病院スポーツ整形外科
- 2006年　堺整形外科 福岡スポーツクリニック院長
- 2007年　日本体育大学非常勤講師（スポーツ医学）
- 2011年　武田スポーツ整形外科クリニック

―チームドクター歴
- 1997年　Jリーグ 柏レイソル チームドクター（1999年まで）
- 2000年　Jリーグ 川崎フロンターレ チームドクター（2006年まで）
- 　　　　日本体育大学アメリカンフットボール部チームドクター（2005年まで）

竹内 義享（柔道整復師，鍼灸師，理学療法士，医学博士）
- 1997年　医学博士（現；福井大学医学部）
- 2000年　帝京大学短期大学助教授
- 2002年　帝京大学短期大学教授
- 2003年　明治鍼灸大学リハビリテーション科助教授
- 2004年　明治鍼灸大学医療技術短期大学教授
- 2005年　明治鍼灸大学保健医療学部教授
- 2008年　明治国際医療大学保健医療学部教授

上村 英記（柔道整復師）
- 2005年　仏眼医療学院専任教員
- 2009年　明治国際医療大学保健医療学部助教
- 2011年　東亜大学大学院総合学術研究科在籍

堀口 忠弘（柔道整復師）
- 2004年　立命館大学理工学部卒業
- 2007年　仏眼医療学院（現 京都仏眼医療専門学校）卒業
- 　　　　堺整形外科 福岡スポーツクリニック

カラー写真で学ぶ
実践スポーツ障害のみかた　上肢・体幹編
―触診からのアプローチ　　ISBN978-4-263-24267-4

2011年10月20日　第1版第1刷発行

著者　武田　康志
　　　竹内　義享
　　　上村　英記
　　　堀口　忠弘
発行者　大畑　秀穂

発行所　**医歯薬出版株式会社**
〒113-8612　東京都文京区本駒込1-7-10
TEL. (03)5395-7641（編集）・7616（販売）
FAX. (03)5395-7624（編集）・8653（販売）
http://www.ishiyaku.co.jp/
郵便振替番号　00190-5-13816

乱丁，落丁の際はお取り替えいたします　　印刷・三報社印刷／製本・明光社
© Ishiyaku Publishers, Inc., 2011. Printed in Japan

本書の複製権・翻訳権・翻案権・上映権・譲渡権・貸与権・公衆送信権（送信可能化権を含む）は，医歯薬出版（株）が保有します．
本書を無断で複製する行為（コピー，スキャン，デジタルデータ化など）は，「私的使用のための複製」などの著作権法上の限られた例外を除き禁じられています．また私的使用に該当する場合であっても，請負業者等の第三者に依頼し上記の行為を行うことは違法となります．

JCOPY ＜（社）出版者著作権管理機構　委託出版物＞

本書を複写される場合は，そのつど事前に，（社）出版者著作権管理機構（電話 03-3513-6969, FAX 03-3513-6979, e-mail:info@jcopy.or.jp）の許諾を得てください．

触診でスポーツ障害の鑑別が一目でわかる！

カラー写真で学ぶ
実践スポーツ障害のみかた 下肢編
触診からのアプローチ

■著者
武田康志（武田スポーツ整形外科クリニック院長）
竹内義享（明治国際医療大学保健医療学部教授）
上村英記（明治国際医療大学保健医療学部助教）
堀口忠弘（堺整形外科　福岡スポーツクリニック）

■A4判　オールカラー　152頁　定価4,620円（本体4,400円 税5％）

◆本書の主な特徴

- スポーツに起因する障害はスポーツの興隆に伴って増加するとともに多様化してきている．
- 本書は運動器疾患，特にスポーツ障害に携わる医療関係者のために，骨ランドマークとその触診法を鮮明なカラー写真で示し，触診によってスポーツ障害の鑑別が一目でわかるようにまとめた．
- 臨床上よく遭遇するスポーツ障害，あるいは特異な障害約40疾患を厳選し，骨模型，外観写真，X線像，CT・MRI像を豊富に用いてそれぞれに簡潔な解説を加え，発生要因，症例，臨床上の鍵を示すことで楽しんで学べるように工夫した．
- スポーツ障害を学びたい方，臨床の場で再度確認したい方，知識を総合的に整理したい方に恰好の書．

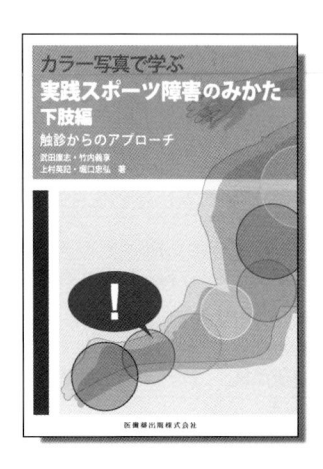

ISBN978-4-263-24268-1

◆本書の主要目次

第1章　骨 盤
　上前腸骨棘　下前腸骨棘　恥骨結合　長内転筋　仙骨　坐骨結節

第2章　股部・大腿部
　大腿直筋　大腿骨骨幹の内側縁　ハムストリングス

第3章　膝 部
　大腿骨顆部　膝蓋骨　膝関節裂隙　膝蓋内側滑膜ヒダ　脛骨粗面　腸脛靱帯　膝関節の側副靱帯　鵞足

第4章　下腿部
　腓骨　脛骨内側縁　下腿三頭筋（特に腓腹筋）　アキレス腱

第5章　足 部
　前距腓靱帯　長・短腓骨筋腱　踵骨前方突起　踵骨内側結節　内果　載距突起　舟状骨　後脛骨筋腱　距骨滑車　距骨後突起（外側結節）　リスフラン関節　中足骨　長母指伸筋腱　第1中足骨の種子骨

医歯薬出版株式会社　〒113-8612 東京都文京区本駒込1-7-10　TEL03-5395-7610　FAX03-5395-7611　http://www.ishiyaku.co.jp/

「写真で学ぶ」好評図書

カラー写真で学ぶ 骨・関節の機能解剖

◆竹内義享(明治国際医療大学教授) 田口大輔(明治国際医療大学講師) 著
◆A4判 170頁 定価4,200円(本体4,000円 税5%)

●多数の鮮明なカラー写真やCG画像を用いて,関節を構成する骨の形態,運動の方向,筋の形状など,骨・関節の機能解剖をわかりやすく示した入門書.

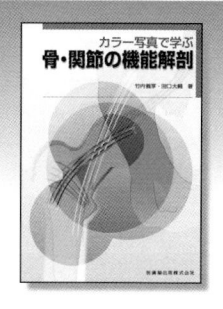

ISBN978-4-263-24255-1

■本書の主要目次
Ⅰ 総論　Ⅱ 肩関節　Ⅲ 肘関節　Ⅳ 手関節　Ⅴ 股関節　Ⅵ 膝関節　Ⅶ 足関節

カラー写真で学ぶ 運動器疾患のみかたと保存的治療

◆竹内義享(明治国際医療大学教授) 田口大輔(明治国際医療大学講師) 著
◆A4判 184頁 定価3,990円(本体3,800円 税5%)

●日常臨床でよく目にする頭部・体幹,上肢,下肢の主要疾患について,鮮明なカラー写真に基づいて説明した保存療法のための入門書.

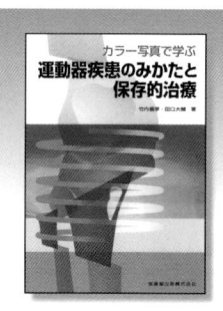

ISBN978-4-263-24239-1

■本書の主要目次
■基礎編　評価の基礎知識　骨・関節・筋・靱帯の基礎とその損傷　固定の目的と固定材料　リハビリテーション
■臨床編　上肢　頭部・体幹　下肢

カラー写真で学ぶ 四肢関節の触診法

◆竹内義享(明治国際医療大学教授) 大橋 淳(京都仏眼医療専門学校)
　上村英記(明治国際医療大学助教) 著
◆A4判 154頁 定価3,990円(本体3,800円 税5%)

●コメディカルスタッフのために,四肢の触診法を鮮明なカラー写真とわかりやすいシェーマを多数使ってまとめた好評の臨床書.

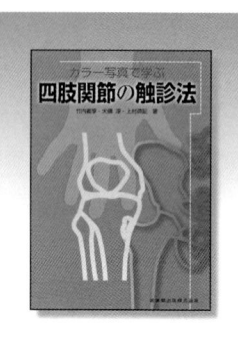

ISBN978-4-263-24212-4

■本書の主要目次
序章　総論／四肢関節の触診法　第1章　肩関節・上腕部　第2章　肘関節・前腕部　第3章　手関節・手部　第4章　股関節・股部
第5章　膝関節・膝部　第6章　足関節・足部

写真で学ぶ 四肢関節のキャスト法

◆竹内義享(明治国際医療大学教授) 澤田 規(森ノ宮医療大学講師) 著
◆A4判 128頁 定価2,940円(本体2,800円 税5%)

●柔道整復師,整形外科医師のために,運動器の動きを抑制するための固定法,特に四肢の固定法を中心にわかりやすい写真を提示しながら解説.

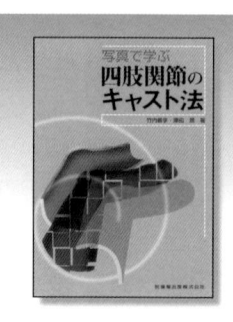

ISBN978-4-263-24198-1

■本書の主要目次
第一部 キャスト固定の基本　第二部 キャスト法の実際　第三部 ソフトキャストの応用例

医歯薬出版株式会社　〒113-8612 東京都文京区本駒込1-7-10　TEL03-5395-7610　http://www.ishiyaku.co.jp/
FAX03-5395-7611